全国高等中医药院校配套教材

供中医学、针灸推拿学、中西医临床医学、
护理等专业用

组织学与胚胎学实验

第2版

主　编　刘黎青

副主编　葛钢锋　何才姑　任君旭

编　委（以姓氏笔画为序）

于　嵩（辽宁中医药大学）
王　琦（河南中医药大学）
王　媛（山东中医药大学）
王文奇（长春中医药大学）
王春艳（承德医学院）
文礼湘（湖南中医药大学）
任君旭（河北北方学院基础医学院）
刘　霞（贵阳中医学院）
刘向国（安徽中医药大学）
刘爱军（广州中医药大学）
刘黎青（山东中医药大学）
许瑞娜（湖北中医药大学）
杨　岚（成都中医药大学）
杨恩彬（云南中医药大学）
何才姑（福建中医药大学）
何国珍（广西中医药大学）
陈彦文（甘肃中医药大学）
赵英侠（上海中医药大学）
赵舒武（天津中医药大学）
夏建春（河北中医学院）
高书亮（江西中医药大学）
葛钢锋（浙江中医药大学）

秘　书　王　媛（兼）

人民卫生出版社

图书在版编目(CIP)数据

组织学与胚胎学实验/刘黎青主编. —2版.—北京：人民卫生出版社,2016

ISBN 978-7-117-22536-6

Ⅰ.①组… Ⅱ.①刘… Ⅲ.①人体组织学-实验-医学院校-教材②人体胚胎学-实验-医学院校-教材 Ⅳ.①R32-33

中国版本图书馆CIP数据核字(2016)第163622号

组织学与胚胎学实验

第2版

主　　编： 刘黎青
出版发行： 人民卫生出版社（中继线 010-59780011）
地　　址： 北京市朝阳区潘家园南里19号
邮　　编： 100021
E - mail： pmph @ pmph.com
购书热线： 010-59787592　010-59787584　010-65264830
印　　刷： 三河市宏达印刷有限公司（胜利）
经　　销： 新华书店
开　　本： 787×1092　1/16　　**印张：** 8
字　　数： 190千字
版　　次： 2012年6月第1版　　2016年8月第2版
2020年4月第2版第6次印刷（总第12次印刷）
标准书号： ISBN 978-7-117-22536-6/R·22537
定　　价： 30.00元

前　　言

为适应我国高等中医药院校本科教育教学改革与发展的需要，人民卫生出版社组织编写了全国高等中医药教育国家卫生和计划生育委员会“十三五”规划教材《组织学与胚胎学》（第3版）。编委会成员均为教学第一线的专家、教授，具有扎实的专业知识和丰富的教学经验。为配合教材的使用，突出微观形态学教学特色，使之更有利于教与学，编委会成员编写了配套教材《组织学与胚胎学实验》（第2版）。

《组织学与胚胎学实验》的编写特色是：

1. 遵循教学大纲，紧扣教材内容，重点突出，内容精练，实用性强。

2. 对应教材各章节内容编写实验内容（包括实验内容和示教内容）。

3. 拍摄、精选190余幅不同放大倍数的显微镜下切片图像和胚胎模型、胚胎标本图像，精心描述器官、组织、细胞的微细结构及胚胎的发生发育、先天性畸形特征。

4. 每张标本片从标本来源、制作方法、观察目的、观察方法（肉眼观察、低倍镜观察、高倍镜观察）等进行描述。

5. 彩图清晰，图文并茂，激发学习兴趣，提高学习效率，方便教学与自学。

本书适于本科生、研究生、临床医务人员（尤其是病理、检验）等医学工作者参考使用。

本教材分别由刘黎青（第一章、第十八章）、葛钢锋（第二章）、杨恩彬（第三章第一节）、赵英侠（第三章第二节及第三节）、高书亮（第四章）、任君旭（第五章）、文礼湘（第六章）、陈彦文（第七章）、杨岚（第八章）、许瑞娜（第九章第一节）、何国珍（第九章第二节）、刘爱军（第十章）、刘霞（第十一章）、王媛（第十二章）、王琦（第十三章）、王文奇（第十四章）、刘向国（第十五章）、何才姑（第十六章）、赵舒武（第十七章、第十九章第五～七节）、王春艳（第十九章第一节）、于嵩（第十九章第二～四节）、夏建春（第二十章）负责相应章节的编写工作。

本教材的编写得到各位编者及其所在单位与领导的大力支持与帮助，谨在此深表谢意！由于水平所限，不足之处敬请指正，以便继续完善。

编委会

2016年3月

目　　录

上篇　组　织　学

下篇 胚 胎 学

上篇　组织学

第一章　绪　　论

方法是指某一行为方式,也是用来达到目的的手段。掌握和运用科学的方法,是实现或达到目的的前提。

组织学属于医学形态学课程,其实验课是整个教学过程中的重要环节。通过学生动手操作,观察显微镜下正常人体的微细结构。实验目的在于验证和巩固理论课知识,加强学生使用操作显微镜及绘图的技能,培养学生在实践中自我发现问题、分析问题和独立解决问题的能力,逐步形成良好的科学作风。

为达到上述实验课教学目标,学生每次参加实验课前,应事先复习相关实验内容的理论课知识,了解实验内容、目的、要求等,做到心中有数。实验课中应注意教师的引导性提示,在完成规定的实验内容后,及时总结实验收获与体会,完成实验报告或绘图作业。

一、显微镜的使用与维护

显微镜是医学研究中最常用的精密仪器之一,学生通过实验课学习后,应达到正确而熟练使用显微镜的程度。

(一) 显微镜使用要点

1. 调线　如所用的显微镜镜筒是单筒直竖式,可先调整镜筒的斜度。一手按住镜座,另一手缓缓向后倾斜镜臂,但倾斜角度不可过大,以免倾倒。以观察时保持舒适的姿势,并以能维持长时间观察而不疲劳为宜。如所用的是双筒显微镜(图 1-1),应依据自己的瞳孔距离,调整好两目镜间距。

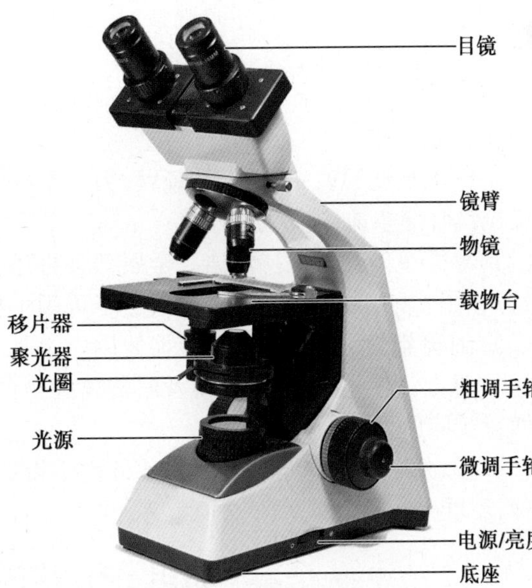

图 1-1　双筒显微镜示意图

2. 对光　将低倍物镜对准载物台正中的圆孔,依次分别调节以下装置:

反光镜:先转动反光镜,使其朝向光源。如光源为日光,应避开直射光线。

光栅(圈):调整光栅开孔的大小。需较强光时应将开孔调大,需弱光时应缩小。

聚光器:调节聚光器的位置高

低。聚光器上升则视野较明亮，下降时则较暗。但有些显微镜的聚光器是固定的或无聚光器。

注：若显微镜属带电源灯光装置者，即自带光源者，则适度调节"亮度调节旋钮"，达到适合的光亮强弱度。

3. 低倍镜观察

(1) 对光后将镜筒升高(或载物台下降)，标本放置于载物台，并用片夹固定(注意应使标本有盖玻片的一面向上)，将需观察的组织或器官所在部分移至载物台圆孔正中。

(2) 最初几次观察时，可按生物学中规定的方法操作。待较熟练后，可按以下方法操作：用眼观察目镜内的视野，缓缓转动粗调节器(粗调手轮)，使镜筒缓缓下降(或载物台缓缓上升)，至所观察的图像清晰为止。

4. 高倍镜观察

(1) 在转换高倍镜观察前，应先将低倍镜下所观察清晰的部分移至视野中央。

(2) 在转换高倍镜时应缓慢细心。显微镜可在低倍镜观察图像清晰的基础上直接转换为高倍镜。

(3) 缓慢前、后转动细调节器(细调手轮)，至图像清晰为止。多数显微镜转换高倍镜后，仅稍稍调节细调节器就能得到清楚的图像。注意在用高倍镜观察时，不可再用粗调节器调节，否则极易损坏镜头和标本。

(4) 如视野不甚明亮，可再略上升聚光器或调整光栅，或调"亮度调节旋钮"。

(5) 如反复调节细调节器仍得不到清晰的图像，此时应检查标本的盖玻片一面是否向上。如标本的盖玻片一面向下，则不能在高倍镜下观察清楚，而且极易损坏镜头和标本。

(6) 观察完毕时，务必先将高倍镜转换成低倍镜或升高镜筒(或下降载物台)之后，方可取下标本，否则同样易损坏镜头和标本。

(二) 显微镜观察方法及维护

1. 观察方法　单筒镜用左眼观察，左手操纵粗细调节器调整焦距，右手控制推进尺、绘图或记录，右眼配合右手。双筒镜观察时应同时睁开双眼，左手操纵粗细调节器调整焦距，右手控制推进尺，若需绘图或记录，左眼观察右侧目镜，右眼配合右手。

2. 显微镜维护

(1) 搬动显微镜时，须一手持镜臂，另一手托镜座，切勿单手提镜，前后摆动，以致目镜或反光镜脱落坠地，造成损坏。

(2) 显微镜须经常保持清洁。金属部分可用绸布擦净。镜头不洁时，只能用擦镜纸(向教师领用)，不可用其他物品代替，更不可用手指抹擦。

(3) 细调节器不能代替粗调节器使用。

(4) 显微镜使用后，须将物镜及时转离载物台中央的圆孔，将镜筒降至最低位置，并将显微镜放回原处或罩好。

(5) 显微镜属精密仪器，其所有部件均不得拆卸或互相调换。若发生故障应及时报告教师，不能自行拆卸或修理。

二、组织学石蜡切片标本制备

石蜡切片，苏木精-伊红染色法常称 H-E 染色。主要制备步骤如下：

1. 取材和固定 取材是指从机体获取所观察的器官、组织及细胞的过程。取材的直径以小于0.5cm为宜，过大不利于固定。细胞和组织在离体或机体死亡后可迅速发生自溶和解体。这是由于细胞本身所含的酶和细菌的作用所致。因此，须尽快将其进行固定，防止自溶和解体的发生，以保存组织细胞内原有的结构和成分。

常用固定方法是用化学凝固剂，使组织和细胞的结构凝固沉淀而定形。现有的任何化学固定剂并不能使细胞内所有的成分和结构均保持生活时原状。常用的固定剂主要是使蛋白质固定，而细胞内其他成分大多不能保存。由于固定及其他原因在组织细胞出现某些不是活体原有的结构，称人工假象。

2. 脱水和透明 因固定后的组织块仍含水分，而水不能溶解于包埋剂，因此在包埋前须经乙醇脱水。脱水后的组织块还需可溶于包埋剂的溶剂浸透（透明），常用的如二甲苯，透明后进行包埋。

3. 包埋 目的是将组织包在较硬的物质中，便于切成薄片。常用的包埋剂为石蜡或火棉胶。

4. 切片 将包埋的组织块置于专用的切片机上进行切片。切片的厚度因需要而定，一般在4～8μm，常与多数细胞的厚度接近，便于观察。

5. 染色 染色的目的是使组织和细胞的各种结构着色，形成反差便于观察。苏木精-伊红染色法常称H-E染色，这是苏木精（hematoxylin）和伊红（eosin）两种染料英文名称的简称。被碱性染料着色的结构，称嗜碱性，如细胞核被碱性染料苏木精着色后呈紫蓝色；被酸性染料着色的结构，称嗜酸性，如细胞质被酸性染料伊红着色后呈粉红色。

6. 封固 染色后的标本应用树胶予以封片，以便较长时期观察与保存。

三、注意事项

镜下所见的结构常与理论内容不完全一致，其主要原因也是学生观察标本时必须注意之处。

1. 人工假象的产生 通常镜下所见的图像和生活状态时的结构并不完全相同，如脂肪细胞的脂滴呈空泡状、不同组织间因脱水出现的空隙等，是由于制片中所用的固定液不同，细胞内保留的成分也不相同，故观察标本时必须了解标本制作的过程。

2. 形态与功能的关系 因形态结构决定生理功能，所以特定的形态结构总是与特定的生理功能有着密切的关系，在学习时要主动联系，反复思考，融会贯通。如神经细胞具有长短不一、粗细不等、形态各异的突起这一结构特点，往往与其具有接受刺激、传导冲动的功能相关联；巨噬细胞不规则外形和胞质内大量溶酶体的结构特点，常与其具有趋化性、游走性及吞噬溶解异物的功能相关联；内分泌细胞（腺）产生的分泌物（激素）无需导管的运输，直接入血液循环，是内分泌腺与外分泌腺的重要区别标志，因此内分泌器官中分布有丰富的毛细血管也就自然顺理成章。

3. 动态与静态的关系 无论组织学还是胚胎学所观察的切片标本，均是有机体生命活动过程中某一瞬间的静态图像，而实际生活状态下组织细胞则处于动态变化之中，如婴儿、成年人和老年人的骨组织结构有所区别；胚胎学中从受精卵开始到足月胎儿娩出，胚胎所发生的一系列连续动态变化更为明显。因此，学习时要将看到的静态图像与实际动态变化相结合，有利于更好地正确理解并掌握组织结构中时间、空间与功能的关系。

4. 平面与立体的关系　通常显微镜下所见组织切片标本中的图像都是组织细胞二维平面结构。某一物体从不同的视角观察，可得到不同的图形（球形除外），由于标本制作时切片的方向、角度的随机性，故切片标本中的组织细胞可因切面部位、方向、角度的不同而呈现不同的图像。肝小叶的立体结构为六角棱柱状，以其长轴纵切则呈长柱状，若以其长轴横切则成六角形；某一组织因切面部位不同，造成镜下有的细胞有细胞核，有的则没有细胞核。因此，观察切片标本时要将所见二维平面结构与实际三维立体结构相联系，逐步建立动态、虚拟的立体思维方式或概念，有利于实验内容与理论内容相吻合。

5. 理论与实践的关系　组织学是以描述为主的形态学科，单一靠理论内容的阅读，甚至背记，学习效果往往不佳。相反，在理论课内容的基础上，学生通过实验课自己动手观察、分析、比较切片标本，可有效加强理论内容的理解和记忆。故实验课是提高学生动手能力和培养发现问题、分析问题和解决问题能力的重要环节，学生学习时应充分重视实验课的重要性。

四、实验室要求

参加实验课的学生必须遵守实验室各项规章制度，爱护公物、损坏赔偿、注意安全与卫生、按时完成实验内容和作业等。

（刘黎青）

第二章　上 皮 组 织

实 验 内 容

一、单层柱状上皮

来源：小肠。

方法：石蜡切片，H-E 染色。

目的：观察单层柱状上皮的形态结构。

（一）肉眼观察

切片为长条状，呈蓝紫色部分的一面为小肠腔面的黏膜部分，其余呈粉红色部分为小肠壁的其他组织。

（二）低倍镜观察

小肠黏膜伸出许多较长的指状突起，为肠绒毛。绒毛表面为单层柱状上皮，但常见有多层细胞排成复层的形状，这是上皮的斜切面或是绒毛的横切面所致。选择切面比较规则、排列整齐的单层柱状上皮所在部位，换高倍镜观察。

（三）高倍镜观察（图 2-1）

1. 柱状细胞　细胞排列紧密，每个柱状细胞高度大于宽度；核椭圆形，位于细胞近基底部分；细胞的游离面有一红色线条结构，即为纹状缘，视野稍暗时，纹状缘显示更清晰。

2. 杯状细胞　杯状细胞位于柱状细胞之间。细胞顶部膨大椭圆形，染色浅似空泡状，这是因为杯状细胞产生的分泌颗粒经制片时溶解所致。底部较细窄的部分可见深染的胞核，胞核因顶部分泌颗粒的挤压而呈三角形或半圆形。

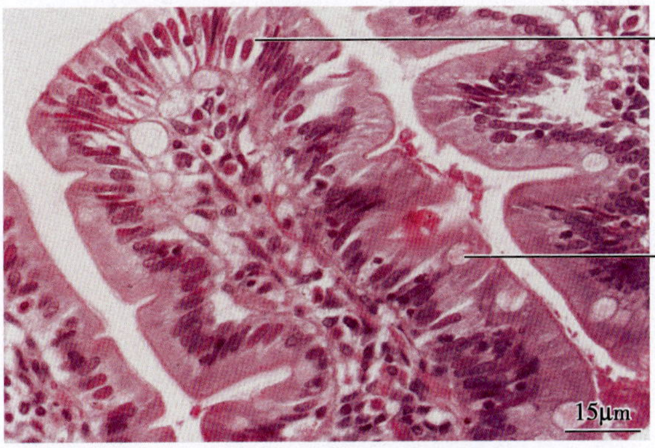

图 2-1　小肠

二、单层扁平上皮

来源:小肠或阑尾。

方法:石蜡切片,H-E 染色。

目的:观察单层扁平上皮侧面观。

(一) 肉眼观察

注意观察小肠壁外膜或阑尾外膜。

(二) 低倍镜观察

小肠壁外膜或阑尾外膜有一层呈蓝色、排列整齐的细胞核(有的部位可能脱落),即单层扁平上皮的细胞核。

(三) 高倍镜观察

可见细胞核呈扁椭圆形,呈蓝紫色;核周围有少量细胞质;细胞界限不清楚(图 2-2)。

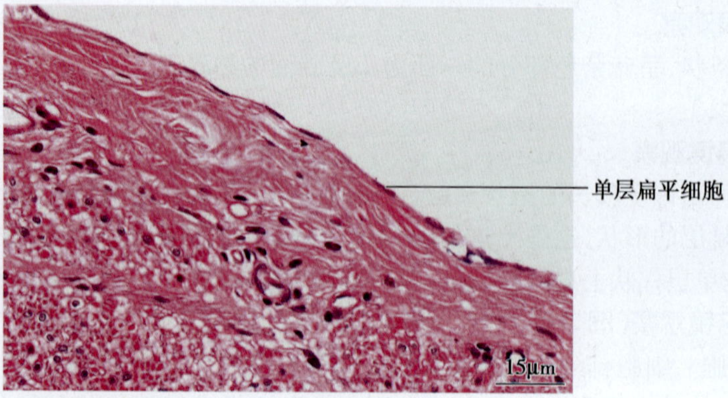

图 2-2 阑尾

三、单层立方上皮

来源:甲状腺或肾小管。

方法:石蜡切片,H-E 染色。

目的:观察单层立方上皮侧面观。

(一) 肉眼观察

注意观察甲状腺的滤泡壁。

(二) 低倍镜观察

甲状腺的滤泡壁由单层细胞构成。

(三) 高倍镜观察

滤泡壁的上皮为立方或矮柱状,核圆形,染蓝色,位于细胞中央。胞质着色较浅(图 2-3)。

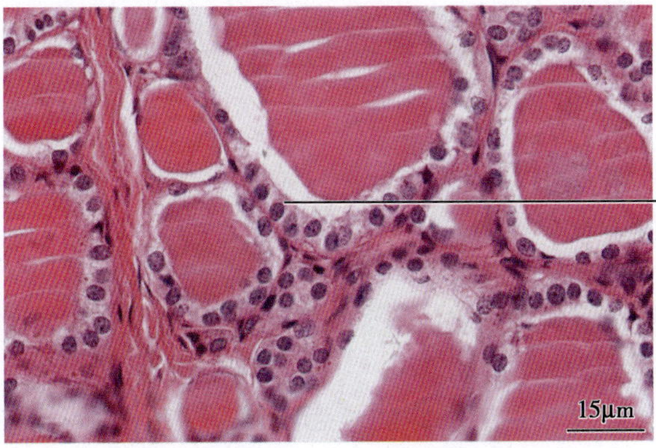

图 2-3　甲状腺

四、假复层纤毛柱状上皮

来源：气管。

方法：石蜡切片，H-E 染色。

目的：观察假复层纤毛柱状上皮的形态结构。

（一）肉眼观察

标本为气管横断面，中央为管腔，腔面呈蓝紫色的为假复层纤毛柱状上皮。

（二）低倍镜观察

假复层纤毛柱状上皮表面和基底面均较整齐，但核的位置高低不一。

（三）高倍镜观察

分辨假复层纤毛柱状上皮的四种细胞及基膜。

1. 柱状细胞　细胞顶部较宽而基底部较窄，表面有排列整齐的纤毛；核卵圆形，呈蓝紫色，位于细胞下 1/3 处。
2. 梭形细胞　细胞为梭形；核较细长，但较柱状细胞的核小，染色较深，位于细胞中间部。
3. 基底细胞　细胞为锥体形，位于上皮基部，体积小，细胞顶部不能到达腔面；核圆形，较小，染色较深，位于细胞基底部。
4. 杯状细胞　如同小肠切片所见形态。
5. 基膜　上皮基部可见呈粉红色的薄膜即基膜（图 2-4）。

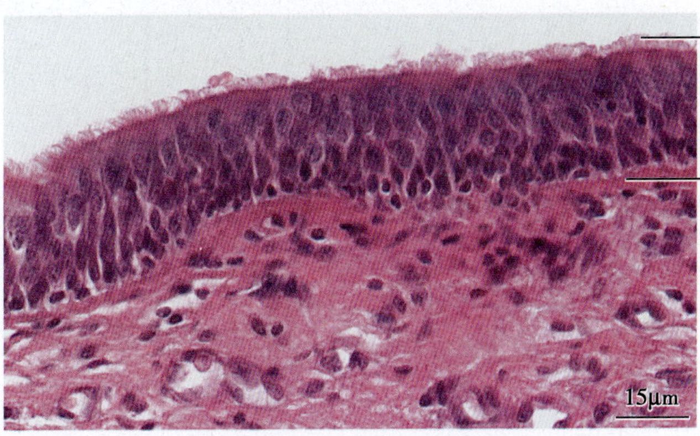

图 2-4　气管

五、复层扁平上皮

来源:食管。

方法:石蜡切片,H-E 染色。

目的:观察复层扁平上皮的形态结构。

(一) 肉眼观察

切片为食管的横断,中央为管腔,腔面起伏不平。邻近腔面呈蓝紫色部分为复层扁平上皮。

(二) 低倍镜观察

复层扁平上皮由多层细胞组成,各层细胞的形态不同,但细胞的形态变化是逐渐的,无截然的分界。上皮的基底面起伏不平,基膜不易看清。结缔组织呈乳头状突入上皮。

(三) 高倍镜观察

由上皮的基底面开始,从深层向腔面观察各层细胞的形态。基膜位于上皮与结缔组织交界处,不甚清楚。

1. 基底细胞层 在基膜上的一层细胞,界限不甚清楚,细胞体积较小,为立方形或矮柱状;核椭圆形,有的可见分裂象;胞质染色较深。

2. 多边形细胞层 由数层多边形细胞组成。细胞体积逐渐变大,细胞分界比较清楚。核为圆形。

3. 梭形细胞层 由数层梭形细胞组成。细胞形状较多边形细胞为扁,是由多边形细胞逐渐演变而来。

4. 扁平细胞层 位于上皮的最表面,为数层扁平细胞组成。细胞界限不清。核扁平,较小,染色也较深。最表层的细胞有时可脱落(图 2-5)。

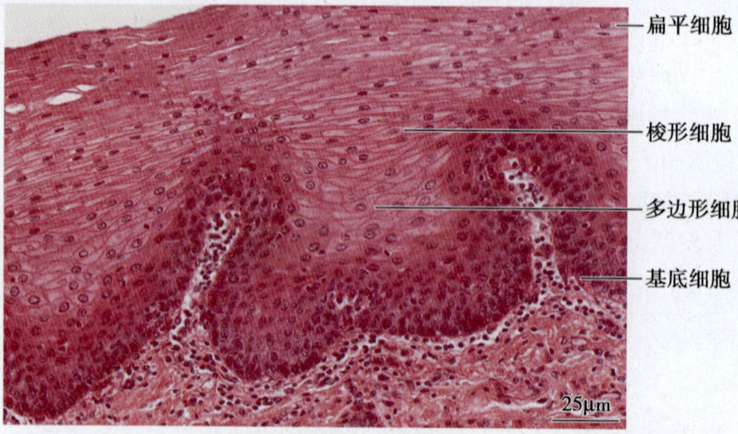

图 2-5 食管

六、变 移 上 皮

来源:膀胱。

方法:石蜡切片,H-E 染色。

目的:观察变移上皮的形态结构。

（一）肉眼观察

膀胱壁较薄的为膀胱充盈状态，较厚的为膀胱空虚状态。

（二）低倍镜观察

充盈状态的膀胱上皮较平整，层次较少；空虚状态的膀胱上皮不整齐，层次较多。

（三）高倍镜观察

由于制片原因，变移上皮的几层细胞不易在同一处看清，因此应多找几个部位观察。

1. 基底层　位于上皮最基部的一层细胞，细胞轮廓不清，仅见蓝紫色圆形核。

2. 中层　在细胞层次多的地方可见在基底层之上有数层多边形细胞（找清楚部位观察）。

3. 浅层　上皮表层的细胞体形较大，呈倒置梨状称盖细胞，部分细胞内可见双核；盖细胞胞质嗜酸性，着色较深，尤其在游离面形成壳层（图 2-6）。

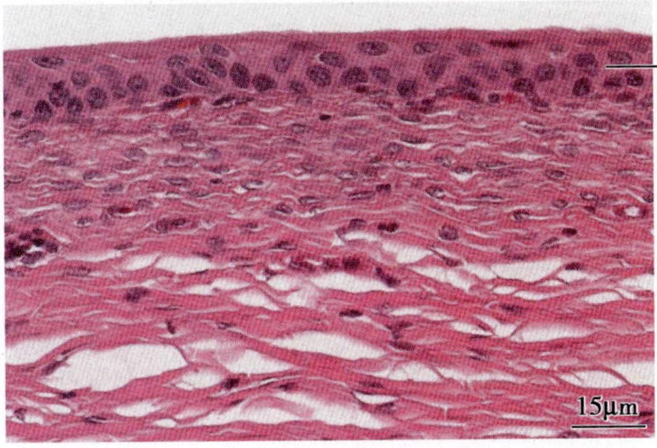

（1）

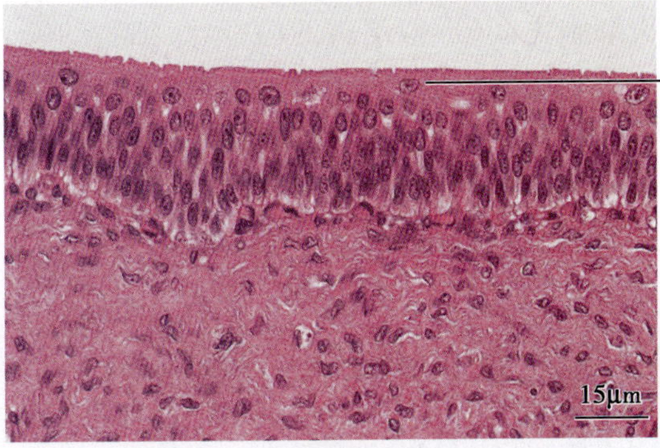

（2）

图 2-6　膀胱

（1）充盈状态；（2）空虚状态

示 教 内 容

一、单层扁平上皮表面观

方法：蛙肠系膜整装铺片，镀银染色。

高倍镜观察：细胞呈多边形，细胞间被黑色波纹状线条所分隔。细胞中央卵圆形明亮区为未着色的细胞核（图 2-7）。

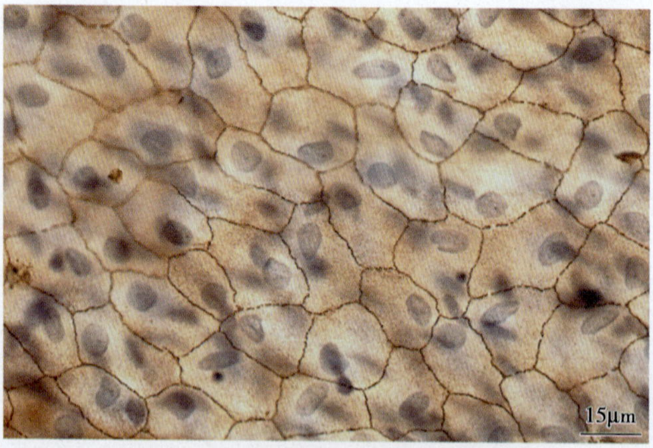

图 2-7　蛙肠系膜整装铺片　镀银染色

二、小肠柱状上皮 PAS 反应

方法：利用组织化学的反应——过碘酸-Schiff（PAS）反应。"过碘酸"是一种氧化剂，它能使多糖、黏多糖类物质的 1，2 乙二醇基（CHOH—CHOH）氧化，产生二醛基（CHO · CHO）。二醛基与 Schiff 试剂内的无色品红相结合，则形成紫红色的反应物，因此，凡有 1，2 乙二醇基的物质即能显示出阳性反应。

高倍镜观察：

1. 杯状细胞　位于柱状细胞之间，形似高脚的酒杯状，细胞的膨大部分含分泌物，PAS 阳性反应，呈紫红色。细胞的基部较窄，可见细胞核，染蓝紫色（苏木精复染）。

2. 纹状缘　被覆在上皮细胞的表面，均匀一致的线条状，呈 PAS 阳性反应的紫红色膜状结构。

3. 基膜　位于上皮细胞的基部与结缔组织交界处，染浅紫红色的薄膜（图 2-8）。

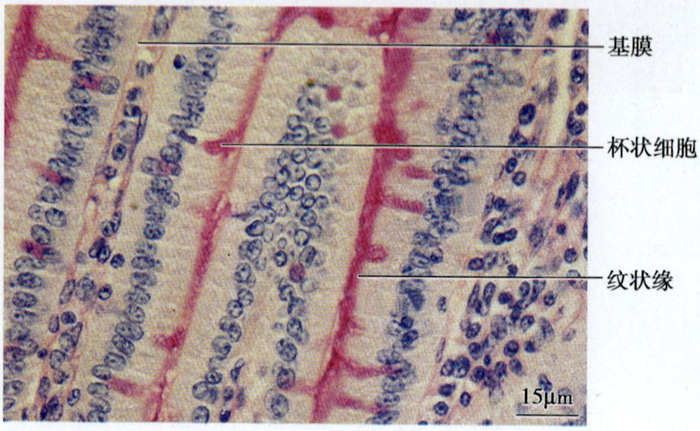

图 2-8　小肠柱状上皮 PAS 反应

三、腺上皮和腺泡

方法：石蜡切片，H-E 染色。

低倍镜：位于气管黏膜下层的结缔组织中，可见许多圆形泡状结构称腺泡，每个腺泡由一层锥体形细胞（腺上皮）围成。腺上皮胞质着色较红，核圆形，位于细胞近基部的称浆液性腺上皮，由此细胞围成的腺泡称浆液性腺泡。腺上皮胞质着色较浅红，核扁圆形，位于细胞基部的称黏液性腺上皮，由此细胞围成的腺泡称黏液性腺泡。

两种腺上皮共同组成的腺泡称混合性腺泡（图 2-9）。

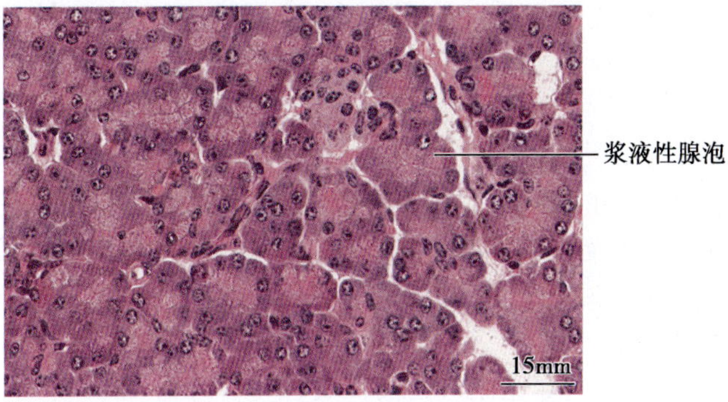

（1）

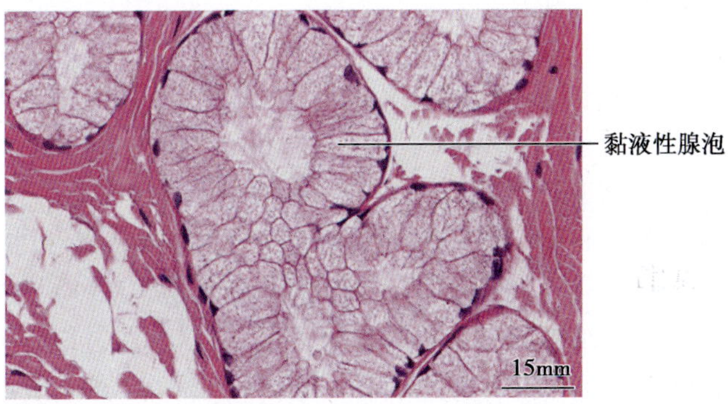

（2）

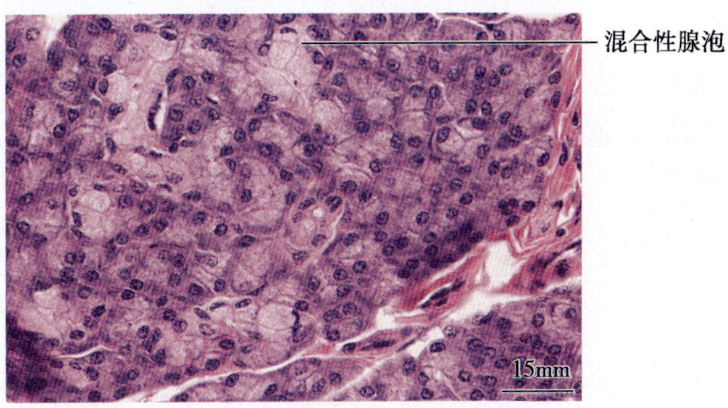

（3）

图 2-9　腺上皮和腺泡

（1）浆液性腺泡；（2）黏液性腺泡；（3）混合性腺泡

（葛钢锋）

第三章 结缔组织

实验内容

一、疏松结缔组织铺片

来源:肠系膜或皮下组织铺片。

方法:腹腔或皮下注射台盼蓝,Bouin 液固定,偶氮洋红和醛品红染色。

目的:观察疏松结缔组织的两种纤维(胶原纤维和弹性纤维)和三种细胞成分(巨噬细胞、肥大细胞和成纤维细胞)的形态并联系其功能观察。

(一) 低倍镜观察

选择标本较薄(色浅)处换用高倍镜观察。

(二) 高倍镜观察

1. 纤维　可见两种纤维。

(1) 胶原纤维呈粉红色,波浪形,粗细不等,有分支,其内的胶原原纤维不易辨清。

(2) 弹性纤维呈紫色,较纤细,有分支并弯曲。

2. 细胞　纤维间可见三种细胞。

(1) 成纤维细胞:细胞扁平,有突起,着色浅;细胞核卵圆形,核仁明显;细胞质有的隐约可见,有的则模糊不清。部分成纤维细胞胞质内可含有经胞饮而吞入的少量细小的台盼蓝颗粒。由于巨噬细胞的颗粒粗大而数量多,所以这两种细胞可以分辨。

(2) 巨噬细胞:形态不规则,轮廓不清。胞质内含有许多大小不等、分布不均的蓝色颗粒,是吞噬台盼蓝后所致。细胞核小,圆形或椭圆形,着色较深,有时无法与胞质内吞噬的颗粒区分(图 8-4)。

(3) 肥大细胞:圆形或椭圆形。胞质中充满密集的大小一致、分布均匀的紫色颗粒,部分颗粒轮廓不清,常连成一片。核椭圆或卵圆形,呈红色,位于细胞中央。有时核被颗粒遮盖而不显现。

3. 基质　分布于纤维与细胞之间的空隙中,常不着色(图 3-1)。

二、疏松结缔组织切片

来源:胃底、十二指肠或膀胱。

方法:石蜡切片,H-E 染色。

目的:通过疏松结缔组织铺片标本的观察,在了解两种纤维和主要细胞类型的基础上,为进一步掌握疏松结缔组织在器官内的状态,需选择常用的切片标本进行观察。

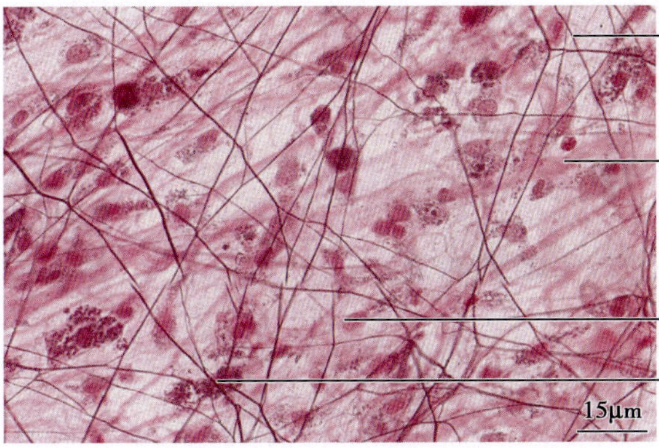

图 3-1 肠系膜铺片 Bouin 液固定 偶氮洋红和醛品红染色

(一)肉眼观察

在十二指肠黏膜层和红色的肌层间的色浅区域为黏膜下层的疏松结缔组织所在处。

(二)显微镜观察

先用低倍镜找到以上肉眼所见的色浅、较疏松的部位,然后再用高倍镜观察。

1. 纤维 结缔组织纤维呈粉色,排列疏松,呈不同形状的切面,以胶原纤维为主,弹性纤维较少,H-E 染色下不易分辨纤维的类型。

2. 细胞 在纤维之间,卵圆或梭形的、呈蓝紫色的多为成纤维细胞的核,其胞质分辨不清。标本同样不能分辨细胞类型。

3. 基质 因脱水可见细胞、纤维间出现较大的空隙,生活状态时这些空隙中充满胶状的基质(图 3-2)。

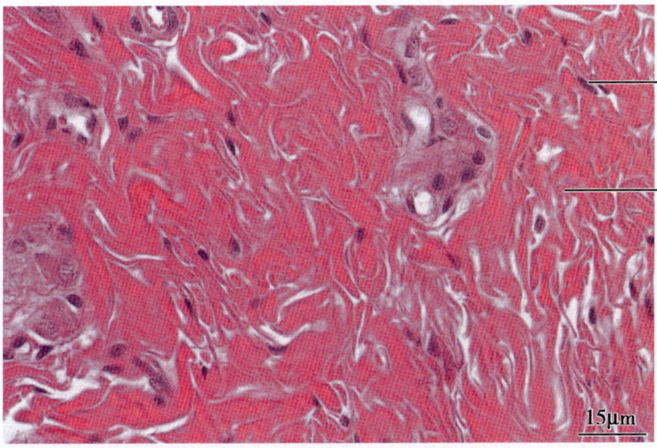

图 3-2 十二指肠

三、脂肪组织

来源:指皮或头皮。

方法:Bouin 液固定,石蜡切片,H-E 染色。

目的:脂肪组织是以营养为主要功能的一种结缔组织,本标本中可观察到脂肪组织及脂肪细胞在结构方面的特点。

（一）肉眼观察

标本上蓝紫色的表皮深部呈浅色的区域为脂肪组织。

（二）低倍镜观察

可见大量成团的空泡状脂肪细胞。脂肪细胞团之间有结缔组织形成的间隔，其内可见血管、神经（可先不辨认）等断面。

（三）高倍镜观察

脂肪细胞常呈圆形或多边形，胞质内含一大空泡，系制片时所溶去的脂滴所为，核被脂滴挤向一侧，呈新月形，着色浅（图 3-3）。

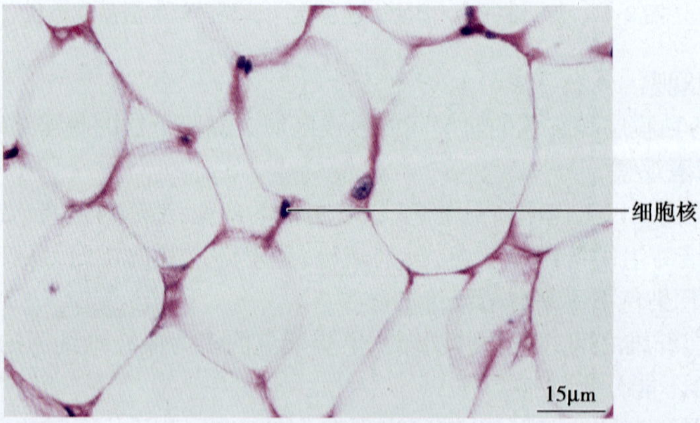

图 3-3 脂肪组织

四、透明软骨

来源：气管。

方法：气管横切面，H-E 染色。

目的：观察透明软骨，并通过软骨膜了解致密结缔组织的形态结构特点。

（一）肉眼观察

气管的横切面为环状，其中有染为蓝色的半环状结构，即透明软骨。

（二）低倍镜观察

首先找到气管内呈蓝色的透明软骨。

1. 软骨膜　为包在软骨周围的致密结缔组织，呈粉红色。软骨膜分内、外两层，外层纤维较多，细胞较少；内层反之。

2. 透明软骨

（1）基质：包括呈蓝色的嗜碱性部分（由于硫酸软骨素等含量多）和呈粉红色的嗜酸性部分（由于蛋白质含量多）。成人的软骨基质中，硫酸软骨素较少，蛋白质多，故着色不等。

（2）软骨细胞：位于基质的软骨陷窝内。生活状态时，整个软骨陷窝为软骨细胞所充满。在制片过程中，细胞收缩，故在标本中常见细胞与陷窝之间有裂隙。

透明软骨细胞的形态和排列与软骨细胞的成熟状态有关，靠近软骨膜的软骨细胞呈长梭形，多平行于软骨膜表面而排列，并单独存在，这是由软骨膜内层的骨祖细胞分化而来的幼稚软骨细胞；在软骨深部，见到软骨细胞呈圆形或椭圆形，成组排列，每组有数个细胞，这是软骨细胞分裂而产生的同源细胞群。

（3）软骨囊：为包围于软骨细胞外面含较多硫酸软骨素的软骨基质，嗜碱性强。

（三）高倍镜观察

可见软骨内部的软骨细胞一般呈圆形或椭圆形，细胞中央有深紫蓝色的圆形核，胞质弱嗜碱性（图 3-4）。

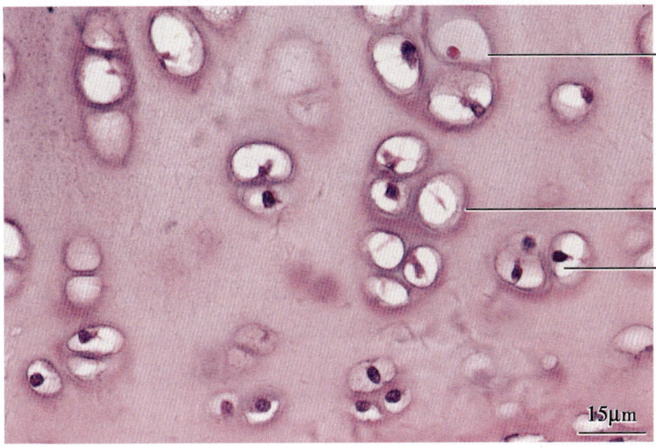

图 3-4　气管

五、骨　磨　片

来源：长骨。

方法：磨片法，大力紫染色。

目的：观察骨密质骨板的排列方式。

（一）低倍镜观察

1. 外环骨板　位于骨表面，可见骨表面平行排列的数层骨板，骨板间的骨陷窝被紫色染料所充满。

2. 内环骨板　位于骨髓腔的表面，近腔面排列的内环骨板不太规则，有的内环骨板已被磨掉，而出现缺损。

3. 骨单位（哈弗斯系统）　位于内、外环骨板之间，为呈同心圆排列的骨板。每层骨板称哈弗斯骨板，骨板间有骨陷窝；哈弗斯骨板的中央为哈弗斯管，又称中央管，常见两中央管之间有交通支相连。中央管、交通支和骨陷窝均可被紫色染料所填充。

4. 间骨板　位于哈弗斯系统之间，为残留的第一代或第二代骨单位或环骨板。

（二）高倍镜观察

1. 骨陷窝　沿骨板长轴排列的小窝，呈椭圆形，其内充满紫色染料。

2. 骨小管　是与骨陷窝相连的许多细长的小管，其内充满紫色染料。注意骨小管彼此之间的关系（图 3-5）。

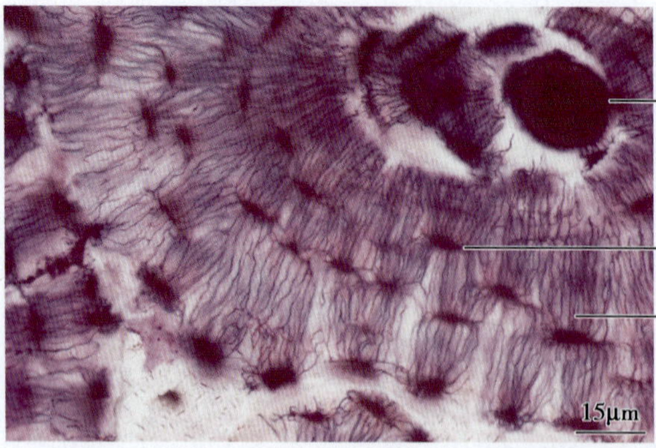

图 3-5 长骨 磨片 大力紫染色

六、膜性骨发生

来源：指骨。

方法：胎儿顶骨或指骨切片，H-E 染色。

目的：1. 通过此标本的观察了解骨发生的基本过程。

2. 掌握成骨细胞、骨细胞、破骨细胞的形态结构特点。

（一）肉眼观察

标本为一长条状结构。

（二）低倍镜观察

可见染成粉色的结缔组织膜和数块深粉色的新生骨组织。新生骨组织周围浅染部分是间充质，内含骨祖细胞；新生骨组织块周边有一行排列整齐染成蓝紫色的细胞，为成骨细胞；新生骨组织内部，散在分布呈蓝紫色的骨细胞。在初级小梁外，可见体积大的多核细胞，为破骨细胞。

（三）高倍镜观察

1. 成骨细胞　位于新生骨组织表面，排成一行（有的地方成骨细胞距离新生骨组织较远，这是制片过程中骨组织收缩的结果）。细胞为立方形、柱状或不规则形；胞质强嗜碱性；核大而圆，位于细胞一端，核仁清楚。

2. 骨细胞　位于新生骨组织内，散在，形态不规则；胞质嗜碱性；核和胞质不易分清。骨细胞周围较明亮的圆环是细胞收缩显出的骨陷窝。

3. 破骨细胞　位于新生骨组织的边缘，胞体较大，呈不规则形或卵圆形；胞质嗜酸性；核多个（图 3-6）。

七、人 血 涂 片

方法：末梢血涂片，瑞氏法染色。

目的：观察血液各种有形成分的形态结构特点。

（一）低倍镜观察

选择细胞分布均匀处观察。在众多的红细胞之间可见含蓝紫色核的白细胞。红细胞小而圆；无核；胞质橘红色，中心染色浅，边缘染色深。白细胞的体积大多比红细胞大。

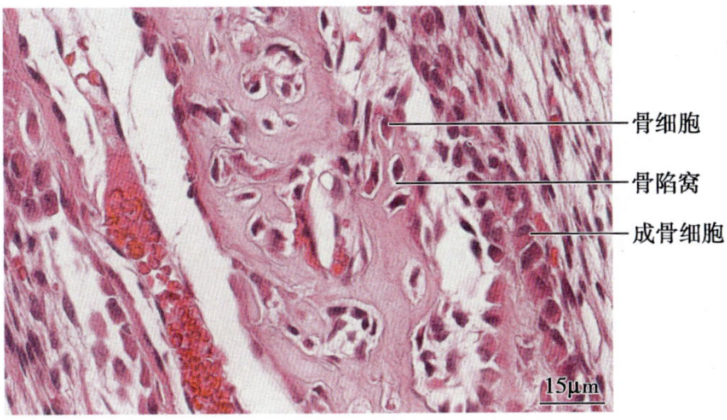

图3-6 指骨

(二)高倍镜观察

分辨各种血细胞。

1. 红细胞 进一步观察成熟红细胞的形态结构特点。

2. 白细胞 为有核的细胞,数量较少。

(1) 中性粒细胞:胞质着浅粉色,含细小的嗜中性颗粒(一般不易看清);胞核呈紫蓝色,分叶状,常见2~5叶,叶间由染色质细丝相连。

(2) 嗜酸性粒细胞:胞质中充满粗大而均匀的嗜酸性颗粒,呈橘红色;胞核呈紫蓝

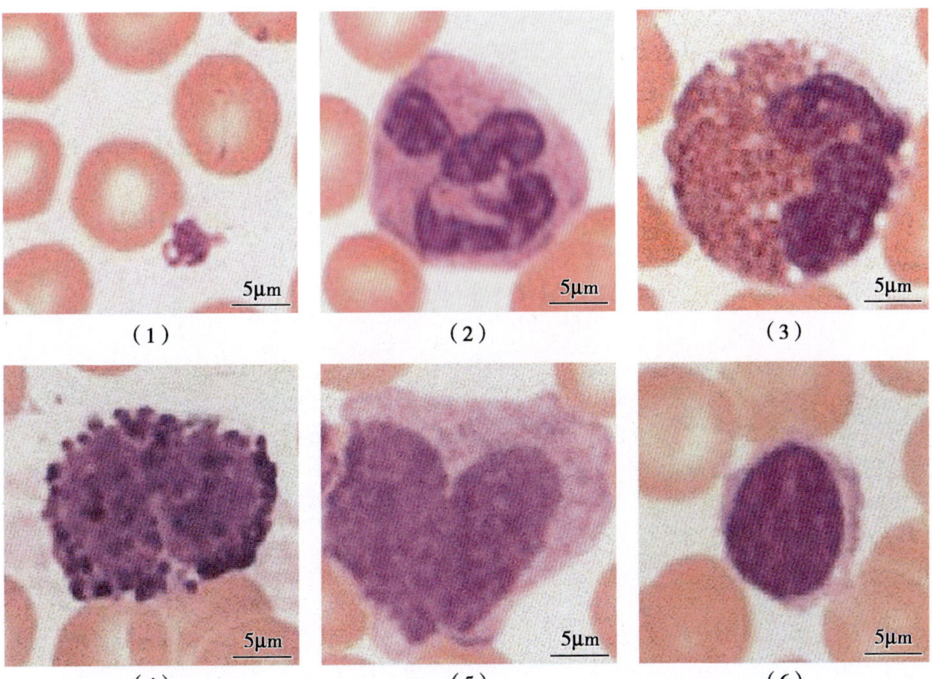

图3-7 末梢血涂片 瑞氏法染色

(1)红细胞和血小板;(2)中性粒细胞;(3)嗜酸性粒细胞;(4)嗜碱性粒细胞;(5)单核细胞;(6)淋巴细胞

色，多见 2 叶。

（3）嗜碱性粒细胞：胞质浅粉色，含有大小不等、分布不均的深蓝色嗜碱性颗粒；胞核呈不规则形，常被颗粒掩盖，不易看清。

（4）淋巴细胞：细胞数量较多，多数体积较小；核大而圆，呈深紫蓝色；核可占细胞的绝大部分，胞质很少，呈蔚蓝色，仅在核的周围形成一薄层。

（5）单核细胞：细胞体积较大，数量较少；胞质丰富，呈浅灰色；胞核为不规则形、肾形或马蹄形，呈浅紫色。

3. 血小板　体积较小，形态不规则，常聚集成团，分布于血细胞之间。血小板中央含有紫色的小颗粒，其周围染色浅（图 3-7）。

示 教 内 容

网织红细胞

来源：人外周血。

方法：煌焦油蓝染液染色。

高倍镜观察：红细胞和网织红细胞均呈黄色，后者胞质中可见蓝黑色小点或网。若经瑞特金黄色法复染，胞质呈粉红色（图 3-8）。

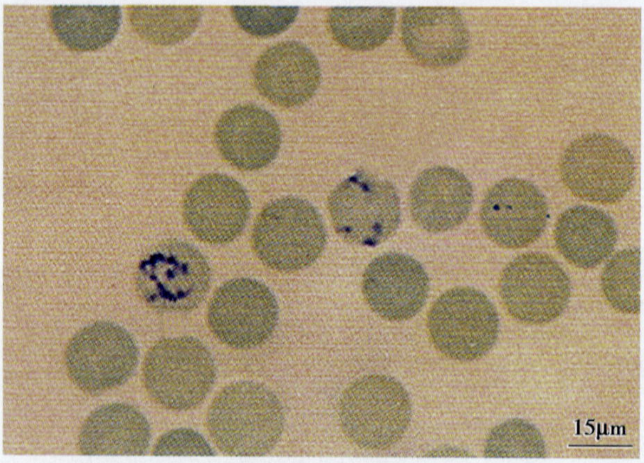

图 3-8　末梢血涂片　煌焦油蓝染色

（杨恩彬　赵英侠）

第四章　肌　组　织

实验内容

一、平　滑　肌

来源：膀胱。

方法：石蜡切片，H-E 染色。

目的：观察平滑肌纤维的形态结构。

（一）肉眼观察

较薄的是充盈状态的膀胱壁，较厚的是空虚状态的膀胱壁。

（二）显微镜下观察空虚状态的膀胱

平滑肌组织较周围结缔组织染色深。由于平滑肌组织成层分布，各层中肌纤维方向不同，因此有横切、斜切和纵切的不同切面。寻找典型的纵切面和横切面进行观察。

1. 纵切面

低倍镜：细胞长梭形，成层紧密排列，细胞界限不清。

高倍镜：细胞含核部分较粗，两端尖细，胞质呈粉红色。核椭圆或杆状，核内染色质细小，故染色浅。细胞之间的细胞外基质少。

2. 横切面

低倍镜：细胞横切面为圆形或不规则形，大小不一。有的含核，有的未切到核。

高倍镜：含核部位的细胞横切面较大，能看到核周有少量胞质，核圆形。多数细胞未切到核，仅显示出含有粉红色胞质的大小不等的断面（图 4-1）。

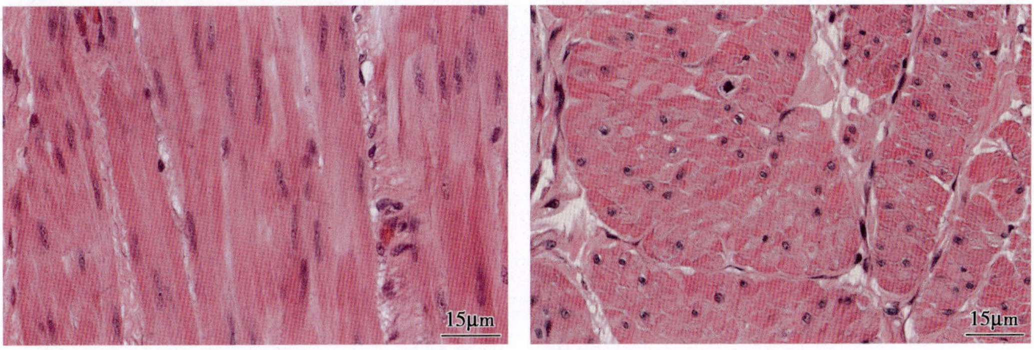

（1）　　（2）

图 4-1　平滑肌

（1）纵切面；（2）横切面

二、骨骼肌(H-E染色)

方法:石蜡切片,H-E染色。

目的:观察骨骼肌纤维的形态结构。

(一)骨骼肌纤维的纵切面

1. 低倍镜观察　肌纤维成细长柱状,肌纤维间有少量结缔组织,染色较浅。

2. 高倍镜观察

(1)肌膜:位于肌纤维的表面,着色略深。

(2)肌原纤维:在肌纤维内有许多纵行的细丝,为肌原纤维。每条肌原纤维都呈现粗细不等和着色深浅不均的横纹,使整个肌纤维呈现出着色深浅相间的横纹。

1)暗带:呈深红色。

2)明带:着色较浅,与暗带交界处可见一条与肌原纤维长轴垂直分布且较细的深线,为Z线。

(3)细胞核:位于肌膜内肌纤维周边,数量多,为椭圆形。核内染色质较少,可见核仁。

(4)肌质:呈红色。

(二)骨骼肌纤维横切面

低倍镜观察:

1. 肌纤维的横切面大小相似,呈多边形,每条肌纤维周边由深红色肌膜包裹,肌膜下方可见数个蓝染的核。核圆或卵圆形。

2. 许多肌纤维集中一起,形成大小不等的肌束,肌束周围由少量结缔组织包裹。许多肌束结合在一起成一块肌肉。外面围绕的疏松结缔组织较多,在结缔组织中可见血管和神经(图4-2)。

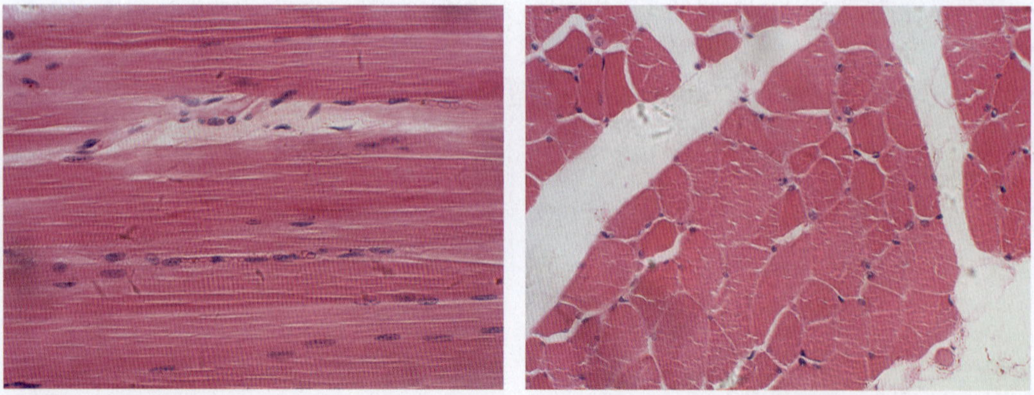

(1)　　　　(2)

图4-2　骨骼肌

(1)纵切面;(2)横切面

三、骨骼肌(铁苏木精染色)

方法:石蜡切片,铁苏木精染色。

目的:这种方法可清楚地显示骨骼肌纤维的横纹。

高倍镜观察:深蓝色的为暗带,着色较浅的为明带,明带与暗带相间排列,明、暗带交界处可见有一条深色的细线,为Z线(图4-3)。

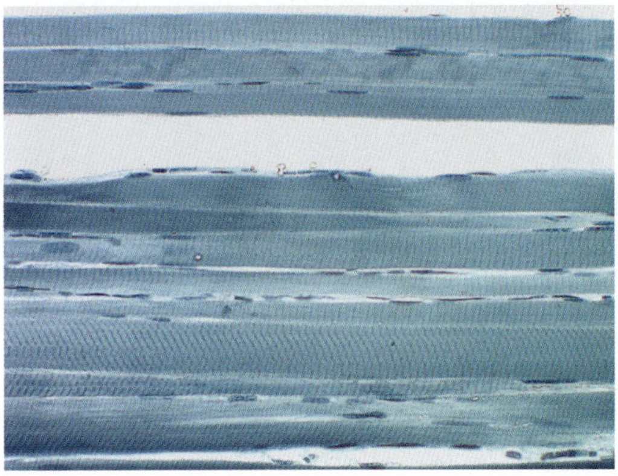

(1)

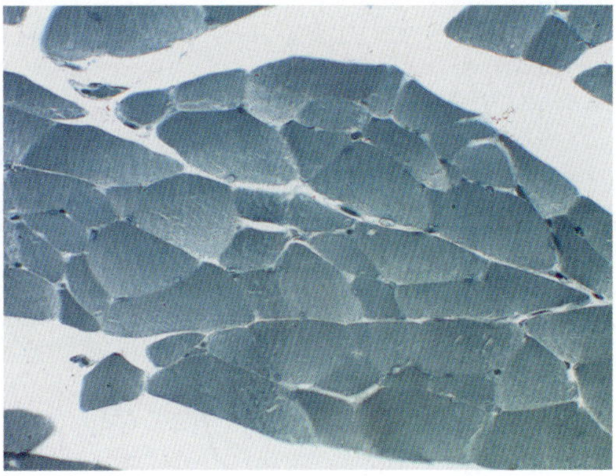

(2)

图4-3 骨骼肌 铁苏木精染色
(1)纵切面;(2)横切面

四、心 肌

方法:石蜡切片,H-E染色。

目的:观察心肌纤维形态结构特点,并与骨骼肌纤维进行比较。

(一)低倍镜观察

在标本上先找到心肌纤维的纵切面。纵切的心肌纤维呈细长形,直径较骨骼肌纤维小。再观察横切和斜切的心肌纤维,心肌纤维被切成圆形或不规则形。核常单个,位于肌纤维中央。

(二)高倍镜观察

1. 纵切面 心肌纤维为细长形,并有分支互相连接。核为卵圆形,位于肌纤维中央。心肌纤维上也有明暗相间的横纹,但比骨骼肌纤维的横纹细,不很明显。此外,心肌纤维的分支处还可见着色深的横线是闰盘结构。

2. 横切面 心肌纤维为圆形或不规则形,其内可见许多成束肌丝的横切面,为粉红色的小点状结构。核圆形位于肌纤维中央。有的未切到核(图4-4)。

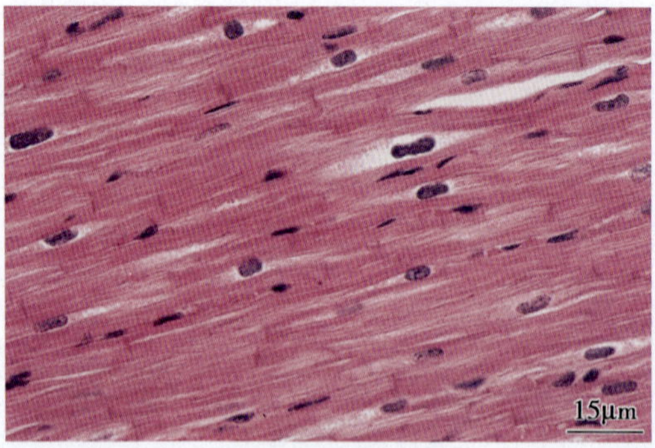

(1)

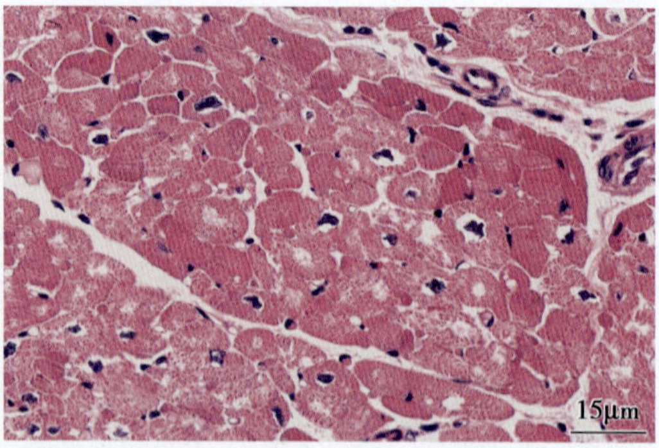

(2)

图 4-4 心肌
(1)纵切面;(2)横切面

示教内容

闰 盘

方法:心肌组织,铁苏木精染色。

目的:观察心肌纤维的闰盘结构。

高倍镜观察:心肌纤维为细长形,并有明暗相间的横纹,常在心肌纤维分支处可见与肌纤维长轴垂直着深蓝色的横线,为闰盘结构,有的横线呈阶梯状(图 4-5)。

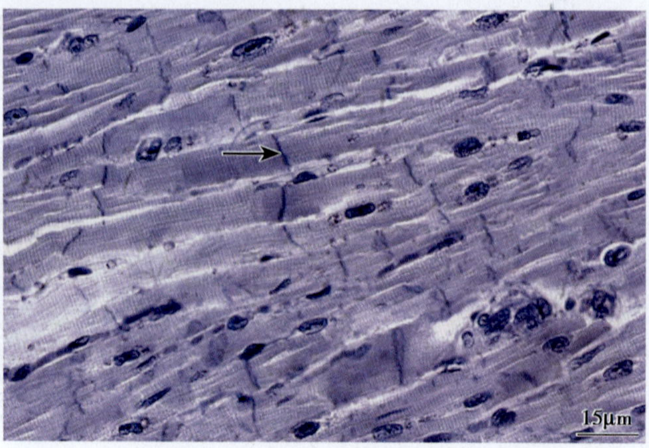

图 4-5 心肌 铁苏木精染色
→示闰盘

(高书亮)

第五章　神 经 组 织

实 验 内 容

一、脊髓前角运动神经元

来源：脊髓。

方法：石蜡切片，H-E 染色。

目的：观察前角运动神经元的一般结构特点。

（一）肉眼观察

脊髓的横切面为扁圆形，外面包裹软脊膜。脊髓内部分灰质和白质：灰质位于中央，着色较白质为深，其形状如蝴蝶。白质在灰质周围，着色较灰质稍浅。灰质可分以下几部分：

1. 灰质内两个较粗而短的突起，称前角。

2. 在前角的相反方向也有两个突起，较细而长，称后角。

（二）低倍镜观察

1. 白质主要由神经纤维组成。在此标本上见到的是神经纤维的横切面。

2. 灰质是神经元胞体集中的部位，但也有部分神经纤维。先找到灰质的前角，观察其中神经元。前角中体积较大的为运动神经元，多成群分布。

（三）高倍镜观察

观察前角运动神经元的结构。一般可见多边形或不规则形的胞体，以及与胞体相连的数个短突起。观察时应选择可见细胞核的神经元。

1. 神经元

（1）胞体：在此标本上胞质染浅红色，尼氏体呈块状分布，着深蓝色，有时可见轴丘（染色浅，无尼氏体）结构。

（2）细胞核：神经元的细胞核大而圆，染色较浅。核内染色质较少，一般可见一个较大的核仁，着深红色或蓝紫色。

（3）突起：由胞体发出的突起大多是树突，其构造与胞体的胞质相同。轴突较少见到。

2. 神经胶质　在白质和灰质中均有，分布于神经纤维间和神经元胞体周围。在普通染色标本上多见圆形细胞核，染色较深。细胞质和突起一般不易看到（图 5-1）。

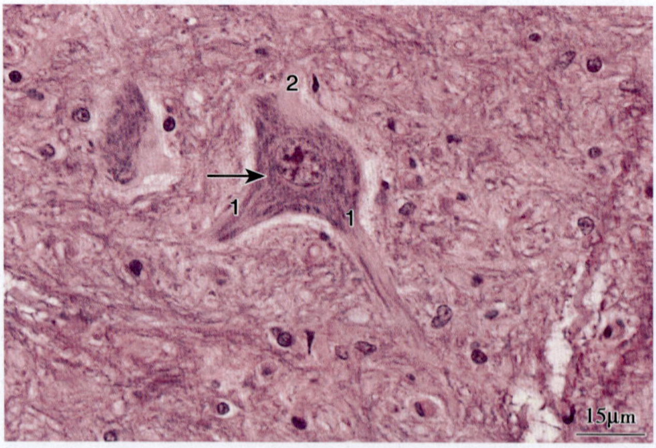

图 5-1 脊髓
1:树突;2:轴突 →尼氏体

二、脊神经节细胞

来源:脊神经节。

方法:石蜡切片,H-E 染色。

目的:观察脊神经节细胞的形态结构。

(一) 肉眼观察

标本上椭圆形的膨大部分是脊神经节。与脊神经节相连的较细的部分是脊髓的后根。有时在脊神经节的一侧还可见到前根。

(二) 低倍镜观察

1. 被膜 包在神经节的表面,由致密结缔组织构成。被膜向神经节两端延伸,形成后根的被膜。被膜结缔组织也进入神经节内。

2. 神经元 细胞大小不等,胞体多为圆形或长圆形。

3. 神经纤维 神经元间集合成束。这些神经纤维是神经节细胞发出的突起。

(三) 高倍镜观察

选择一个能见细胞核的脊神经节细胞进行观察。神经元的突起(属于假单极神经元)多被切断,故细胞多呈圆形。胞质染红色,其中可见染蓝紫色的细小颗粒是尼氏体。核圆,染色浅,其中有染成蓝紫色或红色的核仁。在神经元的周围有一空隙,是细胞收缩而形成的人工假象。空隙外方围绕一层扁平或立方形细胞,其细胞核较圆,染色较浅,为神经胶质细胞或称卫星细胞。在卫星细胞外面,常包有薄层的结缔组织(图 5-2)。

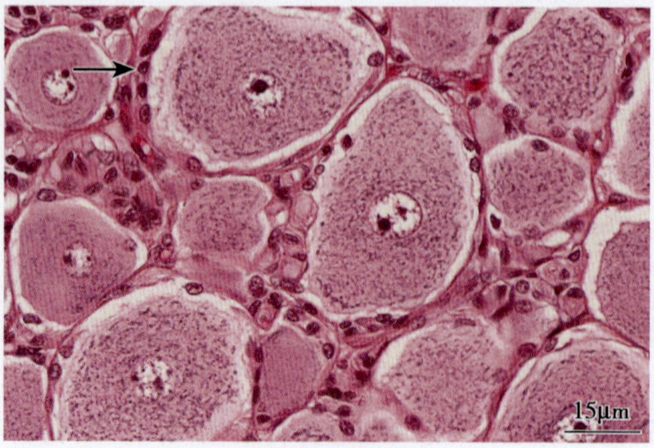

图 5-2 脊神经节
→卫星细胞

三、神 经 纤 维

来源:坐骨神经。

方法:石蜡切片,H-E 染色。

目的:掌握神经和有髓神经纤维的形态结构。

(一) 肉眼观察

细长条的是纵切面,圆形的是横切面。先观察纵切面,后观察横切面。

(二) 低倍镜观察

1. 神经的纵切面　深染的为结缔组织膜,称神经束膜,浅染的为神经纤维束。神经纤维束内的有髓神经纤维排列比较整齐,大多平行排列。

2. 神经的横切面　可见神经纤维组成几个圆形的束,其大小不一。神经纤维束外由结缔组织包裹。结缔组织内有时可见血管。神经纤维切面多为圆形,排列紧密。

(三) 高倍镜观察

仔细辨认有髓神经纤维的构造。

1. 神经的纵切面　①轴突:在有髓神经纤维的中心,常有收缩膨胀或溶解的现象,有的染色较深,有的染色较浅。②髓鞘:呈网状,位于神经膜以内。③神经膜细胞:核为长圆形,染色较浅,位于有髓神经纤维表面。有髓神经纤维间也有结缔组织的细胞,这些细胞的核小而染色深。④郎飞结:髓鞘每隔一段出现缩窄区为郎飞结,此区的轴突外仅有神经膜,没有髓鞘。

2. 神经的横切面　神经纤维横切面为圆形,中央紫红色的圆点为轴突,外周浅色的呈网状的为髓鞘,其外由神经膜细胞包裹,有时可见施万细胞(神经膜细胞)的细胞核(图5-3)。

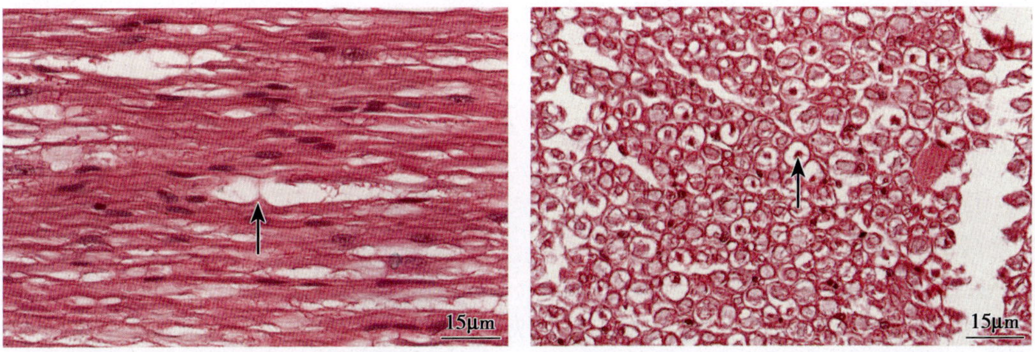

(1)　　(2)

图5-3　坐骨神经

(1)纵切面　↑郎飞结;(2)横切面　↑轴突

示教内容

一、神经原纤维

来源:脊髓横断面。

方法:石蜡切片,镀银染色。

目的:观察脊髓前角运动神经元中神经原纤维的形态和分布。

高倍镜观察:神经元胞体棕黄色。核不着色,核仁为棕黑色小点。神经原纤维为细胞质内着色较深的棕色或棕黑色细丝,交错分布,并伸入突起中(图5-4)。

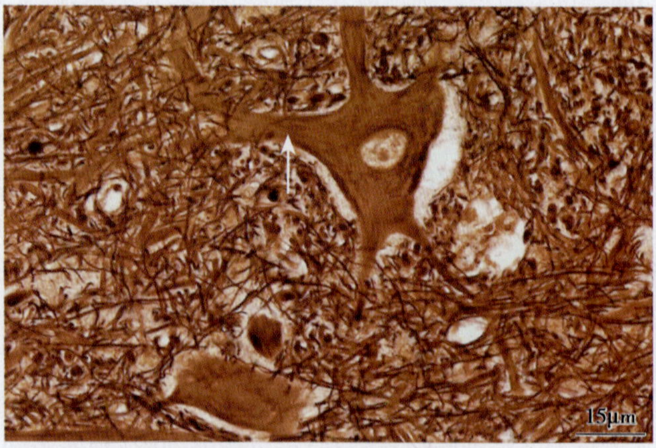

图5-4 脊髓 镀银染色
白色↑指示的是神经原纤维

二、髓 鞘

来源:坐骨神经。

方法:锇酸固定,石蜡切片。

目的:观察神经纤维髓鞘的构造。

高倍镜观察:

1. 髓鞘 呈黑色。
2. 郎飞结 在髓鞘纵切面的缩窄处,即为郎飞结。
3. 神经膜及周围的结缔组织着淡黄色(图5-5)。

三、运 动 终 板

来源:肋间肌。

方法:取肋间肌剪成小块,经甲酸固定后,用氯化金镀染。将小块组织放在载玻片上加压,使肌纤维分散。再滴加甘油,加盖玻片封固。

目的:了解骨骼肌纤维上运动终板的构造。

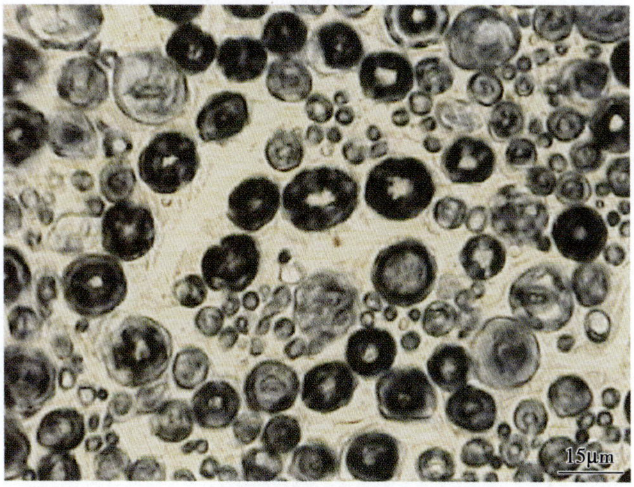

图5-5 坐骨神经横断面 锇酸固定

低倍镜观察：可见肌纤维呈红色或紫色，神经纤维呈黑色。神经纤维最初成束，邻近肌纤维时神经纤维分散。每条纤维分支末端成爪样止于肌纤维表面，形成运动终板（图5-6）。

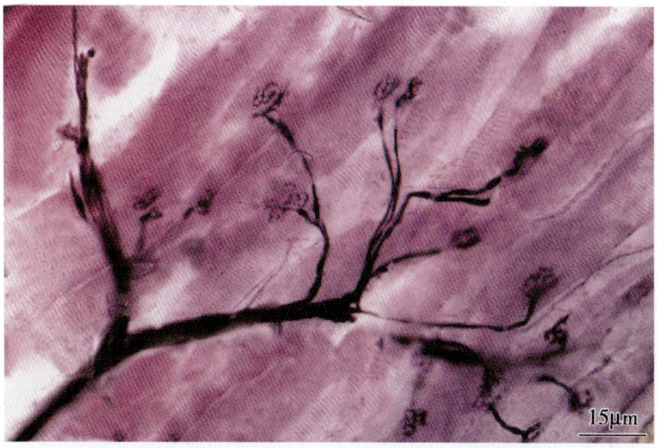

图5-6 运动终板 甲酸固定 氯化金镀染

四、突 触

来源：脊髓。

方法：脊髓横断面，镀银染色，石蜡切片。

目的：观察脊髓前角运动神经元胞体上突触的分布和形态。

高倍镜观察：脊髓前角运动神经元的胞体和突起呈棕黄色，有许多黑色的小环或小球附着在胞体和树突的表面。这些小环或小球是其他神经元轴突的末端，它们附在该神经元胞体或树突表面，构成突触（图5-7）。

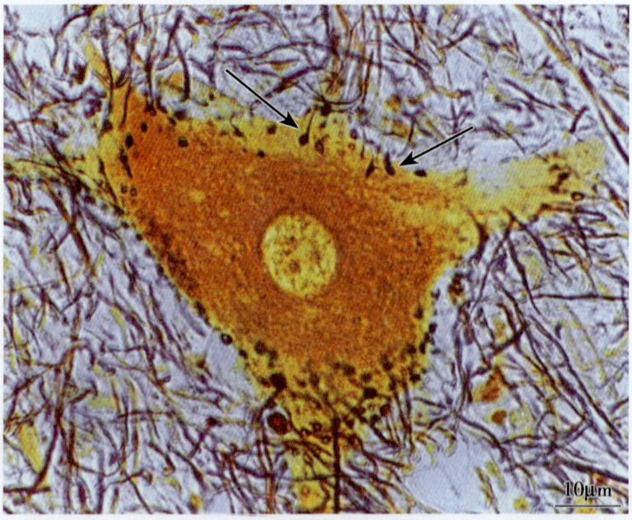

图 5-7 脊髓 镀银染色
↑突触

（任君旭 王志勇）

第六章　神经系统

实验内容

一、脊　髓

（见神经组织）

二、脊神经节

（见神经组织）

三、大　脑

来源：哺乳动物的大脑。

方法：石蜡切片，H-E 染色。

目的：观察大脑皮质神经元的分层。

（一）肉眼观察

皮质深染，位于切片周边；髓质浅染，位于切片深部。大脑皮质表面的凹陷处为脑沟，隆起处为脑回。

（二）低倍镜观察

大脑皮质的表面被覆着一薄层结缔组织构成的软膜，内含小血管。软膜内侧是大脑皮质，可见神经元的胞体和细胞核，但各层分界不清。髓质浅染，多为粉红色的神经纤维，其内可见深染的神经胶质细胞的细胞核。重点观察大脑皮质的 6 层结构，由外向内依次为（图 6-1、图 6-2）：

1. 分子层　位于最外面，紧贴软膜，染色较浅，神经元小而少，排列稀疏，主要是水平细胞和星形细胞。

2. 外颗粒层　此层较薄，染色较深，细胞密集，由许多星形细胞和少量小型锥体细胞构成。

3. 外锥体细胞层　此层较厚，染色较深，排列稀疏，由许多中、小型锥体细胞和星形细胞组成。

4. 内颗粒层　此层不明显，细胞密集，主要由星形细胞组成。

5. 内锥体细胞层　主要由分散的大、中型锥体细胞组成。

6. 多形细胞层　此层较厚，位于皮质深部，与髓质分界不清，胞体散在，以梭形细胞为主，另有颗粒细胞和锥体细胞。

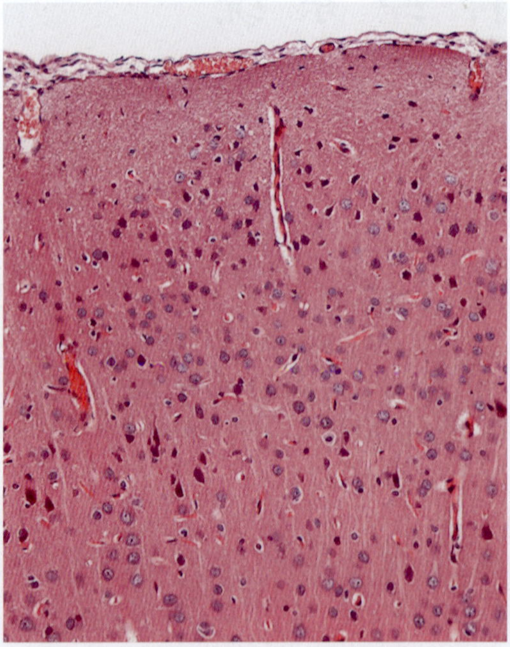

图 6-1 大脑皮质分子层、外颗粒层和外锥体细胞层 低倍

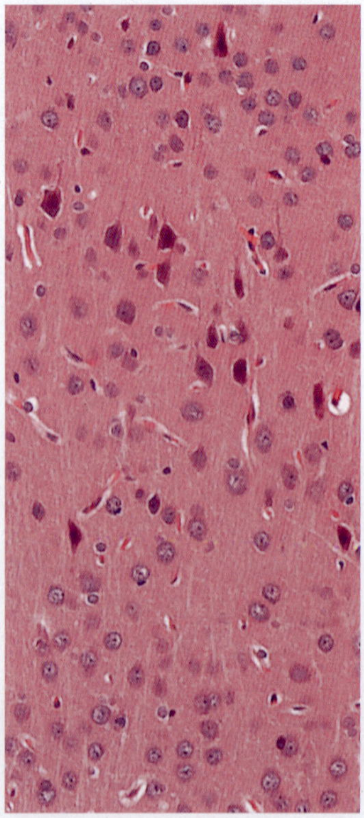

图 6-2 大脑皮质内颗粒层、内锥体细胞层和多形细胞层 低倍

（三）高倍镜观察

选择清晰而完整的大锥体细胞置于视野中央，进一步观察其结构。锥体细胞的胞体呈锥形，核大而圆，居于胞体中央，核仁明显；有的细胞可见自胞体尖端发出的一条较粗的主树突（顶树突），伸向皮质表面；在胞体的较宽的一端（底端，即与发出主树突相对应的一端）发出轴突，一般不易观察到（图 6-3）。

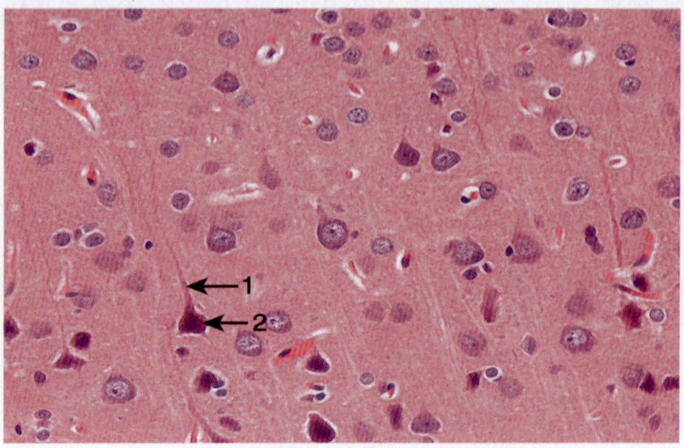

图 6-3 大脑锥体细胞 高倍

1：树突；2：胞体

四、小　　脑

来源：哺乳动物的小脑。

方法：制成石蜡切片，H-E 染色。

目的：观察小脑皮质神经元的分层。

（一）肉眼观察

小脑表面的横沟将小脑分隔成许多叶片状结构。每个叶片状结构均可见表面浅染的呈粉红色的分子层、紫蓝色的颗粒层，中心染成红色的是髓质。

（二）低倍镜观察

紧贴小脑表面为一薄层结缔组织构成的软膜，软膜内侧是小脑皮质，由外向内分为明显的三层（图 6-4）：

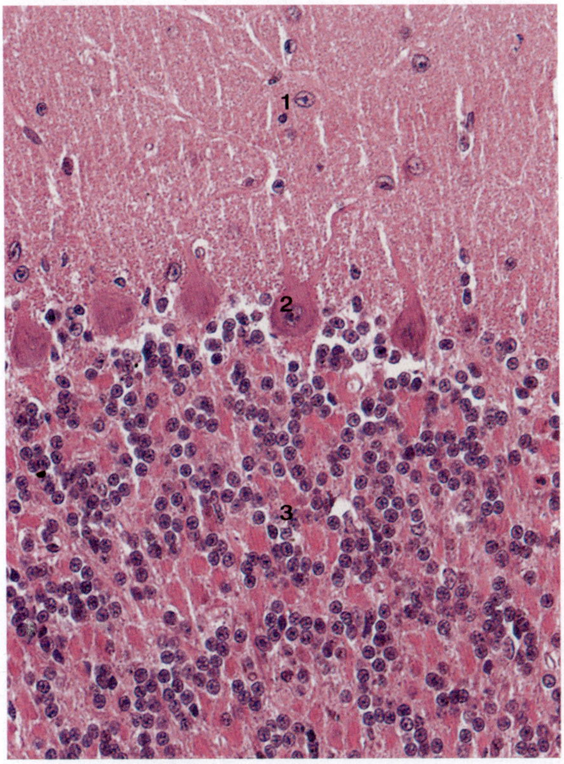

图 6-4　小脑皮质　低倍

1：分子层；2：浦肯野细胞层；3：颗粒层

1. 分子层　此层较厚，含有大量粉红色的神经纤维；神经元较少，细胞核小而着色深，细胞质不明显。主要是星形细胞和篮状细胞。

2. 浦肯野细胞层　由一层排列规则的浦肯野细胞的胞体组成。浦肯野细胞是小脑皮质中体积最大的神经元，其胞体呈梨形，细胞核大而圆。自胞体尖端发出 2～3 条粗的主树突伸向分子层，轴突自胞体较宽的一端发出，一般不易分辨。

3. 颗粒层　此层较厚，由密集的神经元胞体组成，主要是颗粒细胞和一些高尔基细胞的胞体,不易区分。

(三)高倍镜观察

选择清晰而完整的浦肯野细胞置于视野中央进一步观察。浦肯野细胞的胞体呈梨形,体积大,细胞核圆而明显,居于胞体中央,核仁清晰;从胞体的尖端(顶端)发出2~3条粗的主树突伸向分子层,树突的分支茂密繁多;轴突应自胞体较宽的一端发出,一般较难分辨(图6-5)。

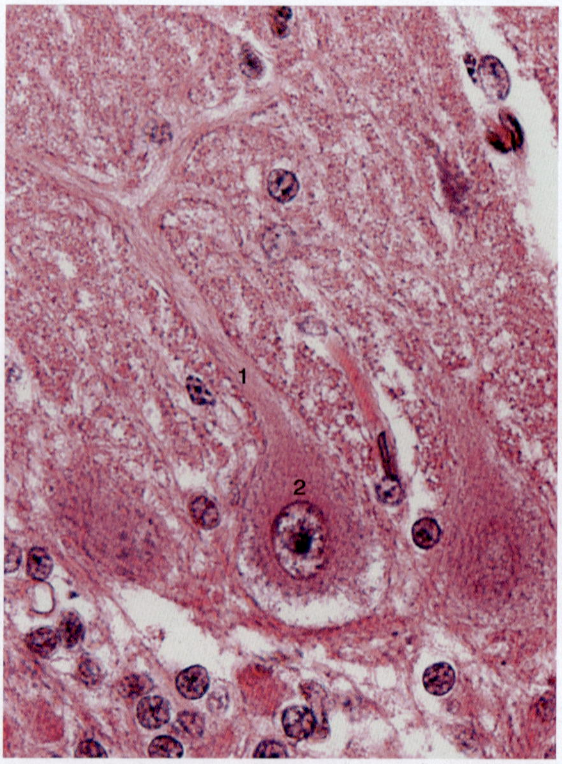

图6-5 小脑浦肯野细胞 高倍
1:树突;2:胞体

示教内容

一、大 脑

来源:大脑。

方法:火棉胶厚切片,硝酸银染色。这种方法所制的标本可较完整地显示神经元和星形胶质细胞的结构。神经元染成棕黑色,其内部结构不易分辨。

目的:观察大脑皮质中的锥体细胞和星形胶质细胞的形态。

(一)肉眼观察

表面染色深的为大脑皮质,深部染色浅的为大脑髓质。凹陷处为沟,沟间的隆起处为回。

（二）低倍镜观察

在大脑皮质中锥体细胞排列方向与皮质表面垂直，且分为多层。锥体细胞大小不等，形态近似，胞体为三角形。自胞体尖端发出一个粗大的主干树突，走向大脑表面；由胞体两侧发出多个较细小的树突，树突表面均有树突棘，数量多少不定。

自胞体较宽的一侧（与主干树突相对应的位置）发出一条细而较直的轴突，一般可见到近胞体的一段。

星形胶质细胞散在分布，细胞较小，胞体为多边形。自胞体向周围发出多个突起，每个突起还可分出数根更细的分支（图 6-6）。

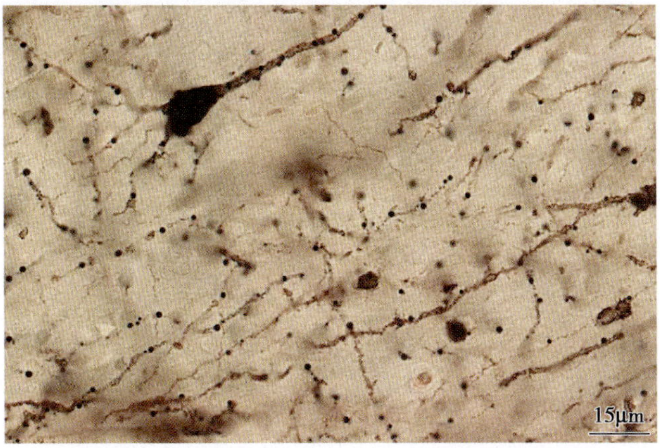

图 6-6 大脑 火棉胶厚切片 硝酸银染色

二、小 脑

来源：小脑。

方法：取小脑切成薄片，Golgi 镀银染色。

目的：观察浦肯野细胞。

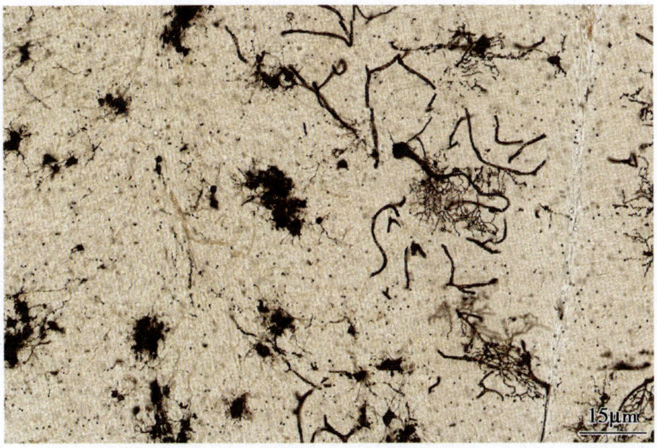

图 6-7 小脑 Golgi 镀银染色

（一）肉眼观察

表面染色深者，为小脑皮质；深部染色浅者，为小脑髓质。

（二）低倍镜观察

浦肯野细胞染色后为棕黑色，胞体呈梨形，从胞体尖端发出 2～3 根较粗的主树突，树突分支繁多，呈蒲扇状，轴突自胞体较宽的一端发出并延伸（图 6-7）。

（文礼湘）

第七章　循 环 系 统

循环系统是一套封闭的循环管道系统。组成的器官除毛细血管、淋巴管外，其基本结构从内向外均分为内、中、外三层膜。其中以中等动脉最为典型，但因为各部分血管功能不同而有不同的结构特点。观察时，可先以中等动脉为代表，熟悉三层结构，然后再辨认其他血管的结构特点。

实 验 内 容

一、中动脉、中静脉

来源：中动脉、中静脉。

方法：Zenker 液固定，石蜡切片（横切），H-E 染色。

目的：通过对中动脉、中静脉各层结构的观察，认识血管的一般结构，以及动静脉结构差异。

（一）肉眼观察

有两个血管的横切面。腔圆壁厚的为动脉；官腔不规则、腔壁薄的为静脉。

（二）低倍镜观察

先观察中动脉，从管腔面开始逐层向外观察，其管壁可分三层膜。

1. 内膜　很薄，在内膜与中膜之间有一条波纹状走行、红染的内弹性膜。

2. 中膜　最厚，主要由环行排列的多层平滑肌纤维构成。

3. 外膜　较厚，主要由染色较深的结缔组织构成，与周围的疏松结缔组织无明显界限。

与中动脉相对比，观察中静脉。

（三）高倍镜观察

1. 中动脉

（1）内膜可分为三层：

1）内皮：由单层扁平上皮构成，核扁圆形，向腔突出，胞质看不清。

2）内皮下层：含少量疏松结缔组织。

3）内弹性膜：呈波浪状薄膜，折光性强，质地均匀，呈粉红色。可作为鉴别中小动脉的特征之一。因内皮下层很薄，加上制片过程中组织收缩之故，内弹性膜紧贴在内皮内侧。

（2）中膜：

1）平滑肌纤维：肌纤维界限不清，可根据肌纤维细胞核的特点辨认，从肌纤维呈长杆状的核可看出中膜平滑肌纤维为环绕管壁排列。

2）弹性纤维：红染，折光性也较强。散在分布于肌纤维间，多呈弯曲状。此处的弹性纤维较细，须将视野光线调暗才易见到。

（3）外膜：外弹性膜由密集的弹性纤维构成，以此与中膜分界，但不如内弹性膜明显，外弹性膜之外为结缔组织，其内有小血管和神经分布。

2. 中静脉

（1）内膜：内皮与中动脉相同；内皮下层少，无内弹性膜。

（2）中膜：平滑肌纤维多层，但不及中动脉多，且排列较松散。其中大部分为环行排列，纵行平滑肌较少。平滑肌纤维间结缔组织较多。

（3）外膜：较中动脉的外膜厚，由结缔组织构成，不见外弹性膜，其中偶见散在的纵行平滑肌束（图 7-1）。

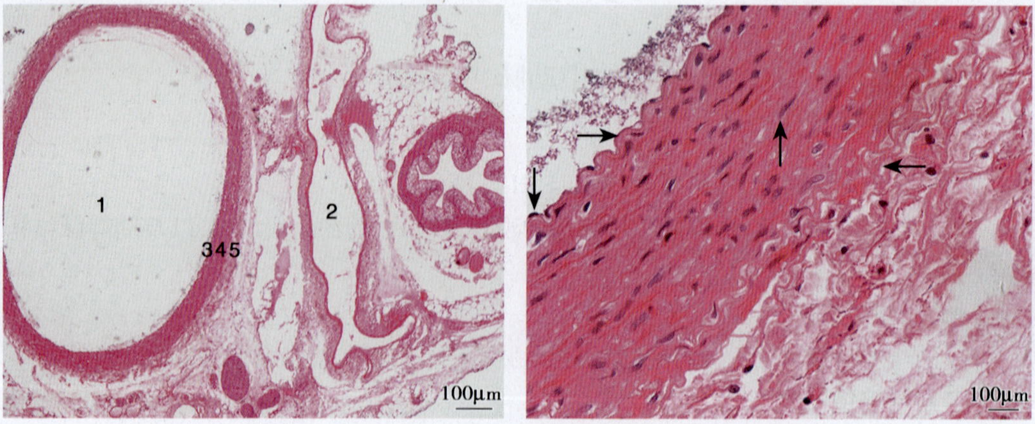

图 7-1 中动脉、中静脉（A. 低倍 B. 高倍）
1：中动脉；2：中静脉；3：内膜；4：中膜；5：外膜
↓内皮细胞 →内弹性膜 ↑平滑肌细胞 ←外弹性膜

二、大 动 脉

来源：大动脉。

方法：横切面，石蜡切片（横切），地衣红染色。

目的：以中动脉结构为基础，比较大动脉结构特点。

（一）肉眼观察

染色较浅、较薄的一侧为管腔面，即大动脉的内膜；染色较浅、略厚的一侧为外表面，即大动脉的外膜；中间层很厚，染色深，即大动脉的中膜（弹性膜）。

（二）低倍镜观察

内膜薄，外膜较厚，染色浅；中膜很厚，染色深，可见多层近似平行排列的弹性膜。

（三）高倍镜观察

地衣红主要使弹性膜着色，因此，内、外膜结构不清楚；位于中膜的弹性膜清晰可见，由于血管收缩缘故，弹性膜呈波浪形，近似平行排列，相邻两层弹性膜之间染色较浅，为基质成分（图 7-2）。弹性膜间还有少量平滑肌纤维，地衣红染色不显示。

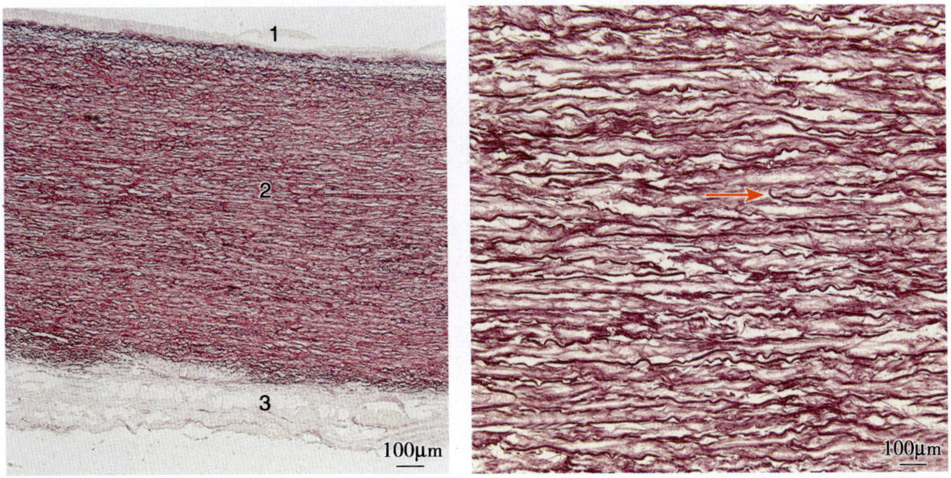

A　　B

图 7-2　大动脉　地衣红染色（A. 低倍　B. 高倍）

1：内膜；2：中膜；3：外膜　→弹性膜

三、微 血 管

来源：大网膜。

方法：大网膜铺片，H-E 染色。

目的：观察微动静脉和毛细血管结构。

（一）肉眼观察

为一淡粉红色薄膜。薄膜中有深紫色粗细不等分支状条纹，是肠系膜中的微动脉和毛细血管网。

（二）低倍镜观察

重点分辨微动脉和微静脉。微动脉的管径较细，管壁较厚。在微动脉的管壁上可见平滑肌纤维的核排列很密并与管径垂直。微静脉与微动脉平行，管径较粗，管壁较薄，平滑肌纤维稀少或无。

（三）高倍镜观察

1. 微动脉　内皮细胞位于管壁的腔面，核长梭形，其长轴与血管长轴方向一致。平滑肌纤维的核长圆或杆状，排列密而整齐，部分因铺片关系，平滑肌纤维核被压成圆形。

2. 毛细血管　分支成网，管径很细，一般只能容单行血细胞通过。管壁很薄，常只见内皮的核。

3. 微静脉　常与微动脉平行，管径比微动脉稍大，管壁平滑肌纤维排列稀疏（图 7-3）。

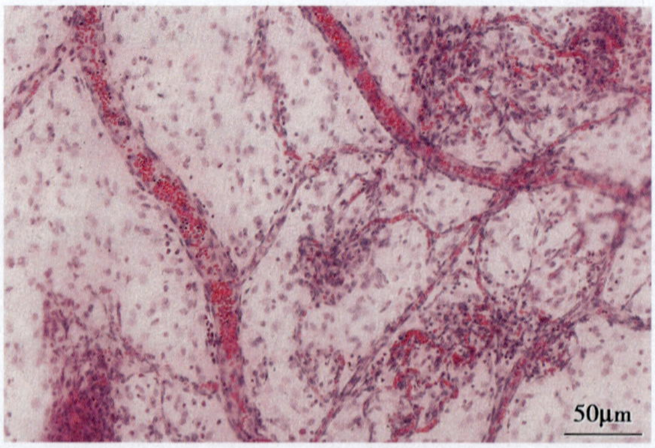

图 7-3 大网膜铺片

四、心 脏

来源:心壁。

方法:石蜡切片,H-E 染色。

目的:掌握心脏各层结构,准确辨认心内膜和心外膜。

(一) 肉眼观察

染色较深的一侧为心内膜,染色较浅的一侧为心外膜。

(二) 低倍镜观察(着重观察心室壁)

1. 心内膜 位于腔面,较薄。

2. 心肌膜 较厚,染色深,由大量心肌纤维组成。因心室肌排列方向不同,故有横切、纵切、斜切。

3. 心外膜 在心肌膜外,染色较浅。

(三) 高倍镜观察

1. 心内膜 内皮位于腔面,核扁圆,胞质较薄,不易分辨。内皮下层由结缔组织构成,此层深处,即心内膜下层可见到束细胞又称浦肯野细胞。胞质染色较心肌纤维浅,体积较心肌纤维粗大。核较大而圆。

2. 心肌膜 心肌纤维纵切面较粗较短,有分支和不明显的横纹。核椭圆染色浅,位于肌纤维中央。心肌纤维横切面呈圆形或不规则形,核圆位于中央,肌纤维间有大量毛细血管和少量结缔组织。

3. 心外膜 由结缔组织和间皮构成。结缔组织中可见脂肪细胞、血管、神经,间皮被覆于表面。部分间皮在切片制作过程中常可脱落(图 7-4)。

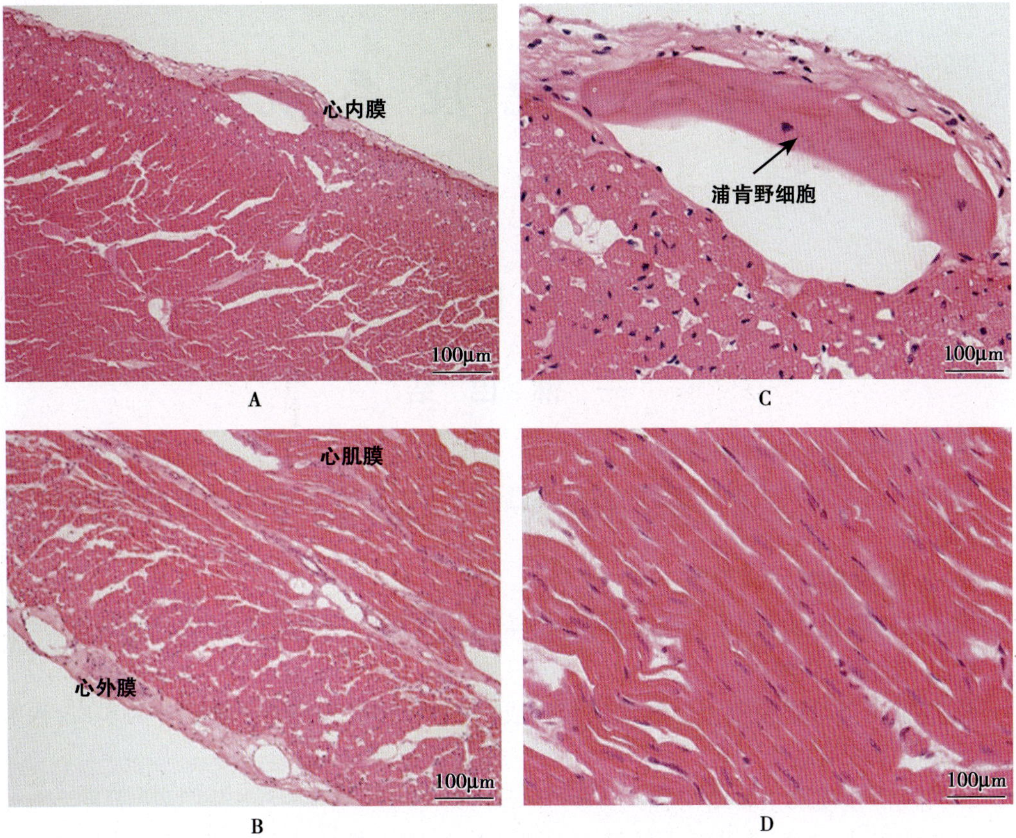

图 7-4　心壁(A、B 低倍,C、D 高倍)

(陈彦文)

第八章 免 疫 系 统

实 验 内 容

一、淋 巴 结

方法：石蜡切片，H-E 染色。

目的：从淋巴结产生淋巴细胞和过滤淋巴液的功能出发，掌握淋巴组织和淋巴结的基本结构。

（一）肉眼观察

淋巴结的切面为扁圆形。周围染色深的部分为皮质，中央染色浅的部分为髓质。

（二）低倍镜观察

1. 被膜　由薄层较致密的结缔组织构成，包在淋巴结的表面。被膜伸入实质，构成小梁。小梁中可见血管。

2. 皮质　皮质的主要结构有：

（1）淋巴小结，每个淋巴小结是由大量淋巴细胞密集而成的。有的淋巴小结中央有染色浅的区域，为生发中心；周围部分染色较深，主要是密集的小淋巴细胞。

（2）在淋巴小结之间的淋巴组织为小结间区。皮质深层的弥散淋巴组织为副皮质区。

（3）在被膜下方及小梁周围，可见一些腔隙，为皮质淋巴窦。

3. 髓质　髓质的主要结构有：

（1）髓索：是密集的淋巴组织构成的索条样结构，不规则，染色较深。

（2）髓窦：是位于髓索间的空隙，其腔较大而不规则。

（三）高倍镜观察

主要观察淋巴小结和髓窦。

1. 淋巴小结　生发中心的淋巴细胞核较大，染色较浅，核仁明显。生发中心周围的小淋巴细胞较密，这些淋巴细胞的核小而圆，染色较深。小结的被膜侧可见染色较深的月牙形区域，为淋巴小结帽。淋巴小结内偶尔可见巨噬细胞。

2. 髓窦　窦壁由扁平的内皮细胞构成。细胞紧贴髓索的边缘，核为扁圆形。窦内可见网状组织的几种细胞。因制作标本方法本身的局限，网状纤维和基质在标本上看不到。

（1）网状细胞：为星状多突起的细胞，形态不规则；胞质色浅，嗜酸性；核居中，呈圆形或卵圆形，着色较浅，有明显的核仁。

（2）巨噬细胞：细胞呈圆形或卵圆形，较淋巴细胞大；胞质丰富，嗜酸性；核圆形，染色深。有的细胞质中可见被吞噬的颗粒状物质。

（3）淋巴细胞：细胞数量较多，为圆形；核较大而圆，着色深；胞质少（图 8-1）。

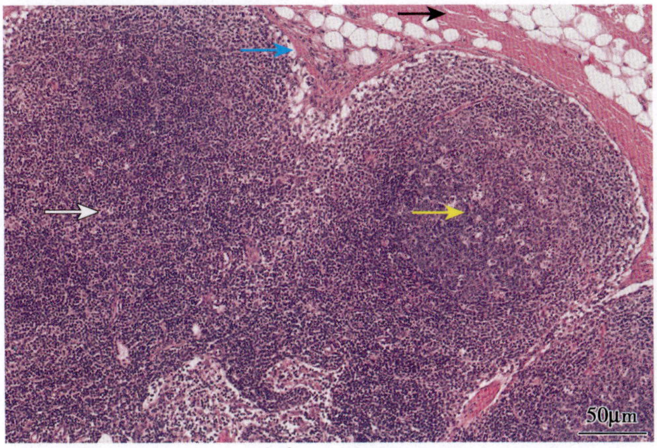

图 8-1 淋巴结

→ 被膜；→ 淋巴小结；→ 皮质淋巴窦；⇨ 副皮质区

二、脾

方法：石蜡切片，H-E 染色。

目的：了解脾脏的结构特点及其与血液循环的关系。

（一）肉眼观察

标本上有多个染蓝色较深的圆形或长圆形的小体，为白髓；染色较红的部分是红髓。

（二）低倍镜观察

1. 被膜 较厚，包裹在脾的表面，由致密结缔组织构成，其内可见平滑肌纤维。被膜伸入实质，形成小梁。被膜的外表面被覆单层扁平上皮，即构成浆膜的间皮。

2. 实质

（1）白髓：是密集的淋巴组织，故切片中染深蓝色。白髓包括脾小体和动脉周围淋巴鞘两部分。脾小体的动脉周围有呈不对称分布的淋巴组织，即动脉分布不在此淋巴组织中心；动脉周围淋巴鞘的动脉周围淋巴组织呈对称分布，即动脉分布在此淋巴组织中心。

（2）红髓：在白髓的周围，因除淋巴组织外，还有许多红细胞，故呈红色。

（3）边缘区：在白髓与红髓交界处，淋巴组织排列较稀疏。

（三）高倍镜观察

1. 白髓 进一步观察脾小体和动脉周围淋巴鞘的构造，并观察其中央动脉的特点为腔小壁厚，内皮细胞核凸入管腔，管壁可见薄层平滑肌纤维。

2. 红髓

（1）脾窦：腔大而不规则，有的含血细胞，有的则为空腔。脾窦的长杆状内皮细胞的核凸入腔内。呈圆形或立方形。

(2) 脾索:位于脾窦周围,其中除淋巴组织外,还有许多血细胞。

(3) 边缘区的淋巴组织中可见毛细血管后微静脉,其内皮呈立方上皮(图 8-2)。

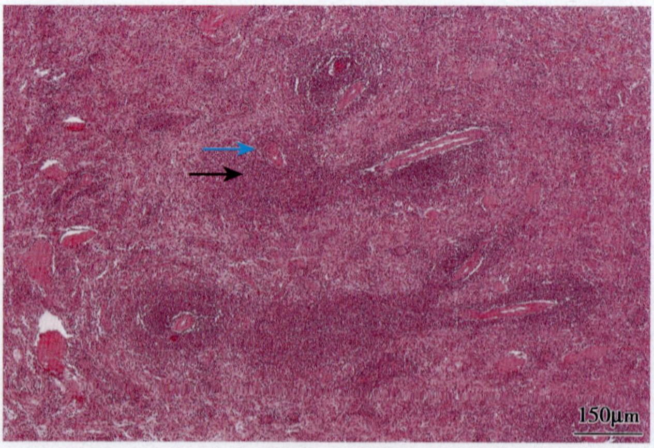

图 8-2 脾脏

→ 动脉周围淋巴鞘; → 脾小体

三、胸 腺

方法:石蜡切片,H-E 染色。

目的:了解胸腺的形态结构。

(一) 肉眼观察

可见胸腺分成许多大小形状不等的小叶。每个小叶的周围部分染色较深,为皮质;中央部分染色较浅,为髓质,有些小叶髓质可互相连接。

(二) 低倍镜观察

胸腺表面有薄层结缔组织被膜,它伸入实质形成小叶间隔。确认胸腺小叶中皮质和髓质的分布位置,然后换高倍镜观察。

(三) 高倍镜观察

1. 皮质 主要是大量密集的小淋巴细胞。此外还可见少量上皮性网状细胞,特点为核大而浅,核仁清楚。

2. 髓质 与皮质的结构基本相同,只是淋巴细胞没有皮质那样分布密集。上皮性网状细胞多。髓质中可见多个大小不等的圆形粉红色结构,为胸腺小体,由多层扁平的上皮性网状细胞环绕而成,胞质嗜酸性。小体中心的细胞核消失,故看不清细胞结构。注意不要与血管横切面相混(图 8-3)。

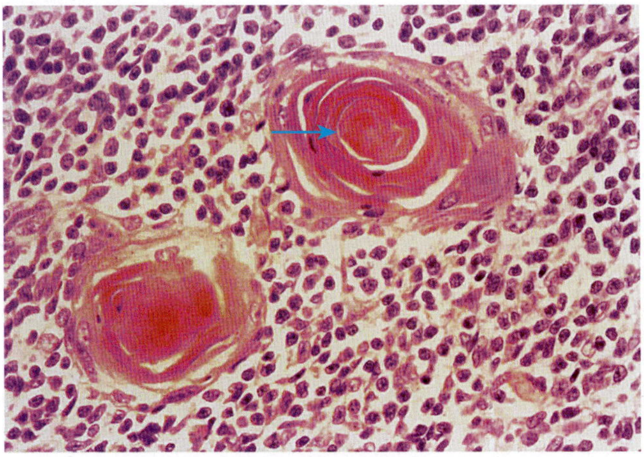

图 8-3 胸腺 高倍

→ 胸腺小体

示教内容

巨噬细胞

来源:肠系膜。

方法:腹腔注射台盼蓝,后制成铺片标本。台盼蓝是蓝色染料,注射后能被巨噬细胞吞噬,从而能显示该细胞。

目的:观察肠系膜的巨噬细胞。

镜下观察:可见许多巨噬细胞的胞质中含有许多被吞噬的细小蓝色颗粒(图 8-4)。

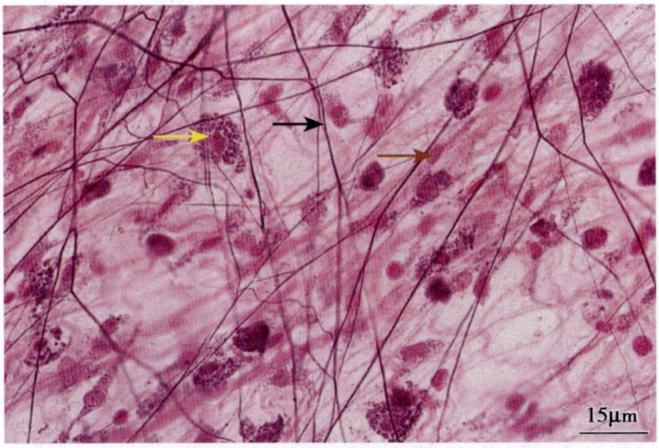

图 8-4 注射台盼蓝后的肠系膜

→ 巨噬细胞; → 弹性纤维; → 成纤维细胞

(杨 岚)

第九章　消 化 系 统

实 验 内 容

一、食　　管

方法：食管横断面，石蜡切片，H-E 染色。

目的：了解消化管壁的基本结构，掌握食管的结构特点。

（一）肉眼观察

管腔圆形，腔面不规则。

（二）低倍镜观察

腔内可见脱落的上皮细胞，从内向外可见四层结构。

1. 黏膜

（1）上皮：属复层扁平上皮。

（2）固有层：此层较薄，为细密的结缔组织，染浅红色，并呈乳头状伸向上皮基底部。此层中有血管及食管腺导管的断面，有时也可见淋巴组织。

（3）黏膜肌层：在固有层外，由纵行的平滑肌纤维组成。

2. 黏膜下层　由疏松结缔组织构成。此处可见较多的小血管和食管腺。

3. 肌层　较厚，肌纤维排成内环、外纵两层。注意观察各肌层内含有哪类肌纤维，据此推断出此标本属于食管的哪一段。

4. 外膜　由疏松结缔组织构成，可见到血管和神经等（图 9-1）。

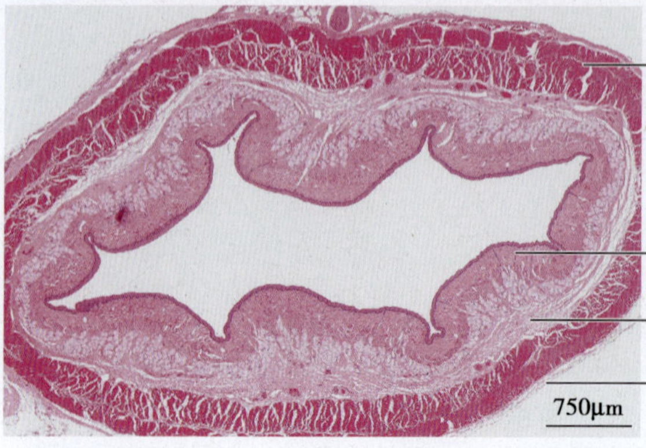

图 9-1　食管

二、胃 底

方法：石蜡切片，H-E 染色。

目的：辨别胃壁的特点，辨认主细胞、壁细胞。

（一）肉眼观察

切片是一长条形组织，凹凸不平并染蓝紫色的一面为黏膜，一条红色的结构是肌层，两者之间淡粉红色的是黏膜下层。

（二）低倍镜观察

从腔面开始，分清四层结构。重点观察胃黏膜结构特点。

1. 黏膜　很厚，表面起伏不平。

（1）上皮：被覆于黏膜的表面，由单层柱状上皮构成。细胞质因所含的黏原颗粒被溶解，故着色较浅，上皮在多处下陷，形成胃小凹，有时可见胃小凹底与胃底腺相连。

（2）固有层：在上皮之下。此层内有胃底腺分布，腺体之间可见少量结缔组织。

（3）黏膜肌层：由薄层环行平滑肌纤维构成。

2. 黏膜下层　由疏松结缔组织构成，其内常见大的血管。

3. 肌层　较厚。平滑肌纤维排列大致分两层，内层环行，外层纵行，部分标本可见内斜、中环、外纵三层的平滑肌纤维排列。

4. 浆膜　在肌膜的外面，由间皮和疏松结缔组织构成。

（三）高倍镜观察

重点观察胃底腺的结构。胃底腺是管状腺，但由于腺细胞排列不整齐，而且腺体的排列又很密集，故腺体的轮廓和分界不及其他腺体清楚。腺体与腺体之间有少量结缔组织分隔，选择腺体纵切面观察各种腺细胞。胃底腺主要由三种细胞组成：

1. 主细胞　细胞数量较多，多分布在腺体的中下部，细胞呈锥形；核圆形，位于细胞的基底部；胞质嗜碱性，有时可见其中含有细小的分泌颗粒。

2. 壁细胞　多在腺体的上部。细胞较大，圆形或三角形；核圆形，位于细胞中央；胞质嗜酸性。

3. 颈黏液细胞　此种细胞数量少，常位于腺体的颈部，胞质少而染色浅，核三角形或椭圆形，染色较深（图 9-2）。

三、十二指肠

方法：石蜡切片，H-E 染色。

目的：观察幽门和十二指肠的结构。

（一）肉眼观察

标本呈长条形。一端黏膜较厚，表面有许多的绒毛结构，这是十二指肠；另一端是胃幽门，此部黏膜较薄，肌膜较厚。

（二）低倍镜观察

分清十二指肠的四层结构，然后重点观察黏膜和黏膜下层。

1. 黏膜　黏膜形成许多指状突起，突向管腔，为肠绒毛，由上皮和固有层构成。在绒毛的固有层中可见上皮下陷形成的小肠腺被切成横、纵不同的切面。固有层下面是黏

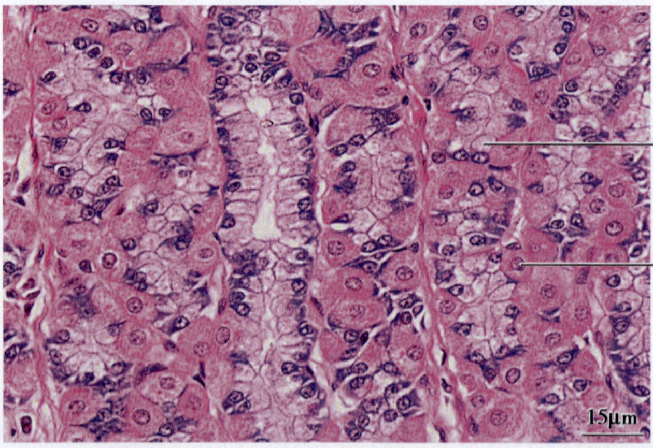

图 9-2 胃底

膜肌。

2. 黏膜下层　黏膜下层由结缔组织构成。其中有大量黏液性腺体，为十二指肠腺。分辨十二指肠腺的腺泡和导管。此腺导管开口于小肠腺底部或绒毛之间。

3. 肌层　内环、外纵两层平滑肌纤维明显。两层肌间为薄层结缔组织，可见肌间神经丛，由较大的神经细胞和神经纤维聚集而成。

4. 浆膜　由疏松结缔组织和间皮构成。

然后，再观察胃幽门部。此处胃小凹比较深，固有层中有幽门腺，还有淋巴组织。胃幽门部肌层的环行平滑肌纤维发达。

（三）高倍镜观察

1. 肠绒毛　绒毛表面为单层柱状上皮，上皮细胞间杂有杯状细胞。柱状上皮细胞的顶端有纹状缘。绒毛中轴是固有层。其中有时可见毛细血管和毛细淋巴管（中央乳糜管）。毛细淋巴管由一层内皮构成，管腔较大而不规则，应与毛细血管区别。此处还可见到分散的平滑肌纤维，沿绒毛长轴排列。

2. 小肠腺　观察组成小肠腺的细胞。

（1）柱状细胞：与绒毛表面的上皮相似。

（2）杯状细胞：形同高脚酒杯，胞质内可见深染的分泌物，若分泌物已排出则胞质染色浅；核三角状，染色深，位于底部。

（3）帕内特细胞：又称潘氏细胞。常位于腺体底部，胞质中含有大量的橘红色分泌颗粒。

（4）未分化细胞和内分泌细胞：常不易辨认。

3. 十二指肠腺　在黏膜下层中，由大量的黏液性腺细胞组成。

4. 肠肌间神经丛　观察神经丛时，首先要辨认神经细胞。神经细胞为较大、有突起的细胞，胞质染色较深；核较大而浅，核仁明显。组成神经丛的神经纤维较细，染色较浅，分布于神经细胞附近，在普通染色标本上不明显（图 9-3）。

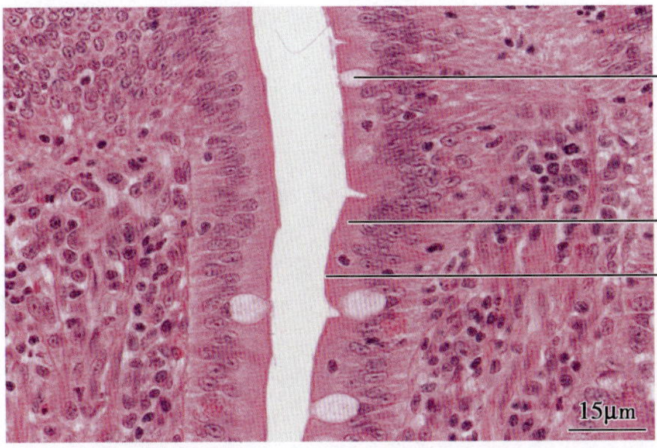

图 9-3 十二指肠

四、空 肠

方法：横切面，石蜡切片，H-E 染色。

目的：观察空肠结构，注意与十二指肠比较。

（一）肉眼观察

肠腔面可见数个较大的突起为小肠皱襞。小肠皱襞表面可见许多细小的突起为肠绒毛。

（二）低倍镜观察

小肠壁自内向外可分四层结构。

1. 黏膜 单层柱状上皮被覆于绒毛的表面，上皮之间有散在分布的杯状细胞。绒毛中央是疏松结缔组织，属固有层结构。相邻两绒毛之间的上皮向下方固有层中凹陷形成小肠腺。固有层中常可见单个分布的淋巴小结为孤立淋巴小结。黏膜肌层中的平滑肌纤维排列以环行为主。

2. 黏膜下层 由疏松结缔组织和大量血管所组成。

3. 肌层 平滑肌纤维呈内环、外纵排列。

4. 外膜 由间皮和疏松结缔组织构成浆膜结构。

（三）高倍镜观察

单层柱状上皮的游离面可见纹状缘呈暗红色的条纹状。小肠腺中的帕内特细胞数量较多，常成群分布于小肠腺的底部，细胞呈锥体形；胞质中含有粗大的红色颗粒（转动微调节后，可见颗粒有折光性）；核椭圆形，常位于细胞基部（图 9-4）。

五、回 肠

方法：石蜡切片、H-E 染色。

目的：观察回肠的形态结构，并与小肠其他各段比较。

低倍镜观察：可见其壁亦由黏膜、黏膜下层、肌层和浆膜组成。在系膜对侧肠壁黏膜的固有层中有集合淋巴小结存在，为数个淋巴小结集合在一起构成。有时可侵入黏膜下层。除此之外，柱状上皮间杯状细胞较多，绒毛较矮且整个管壁显稍薄（图 9-5）。

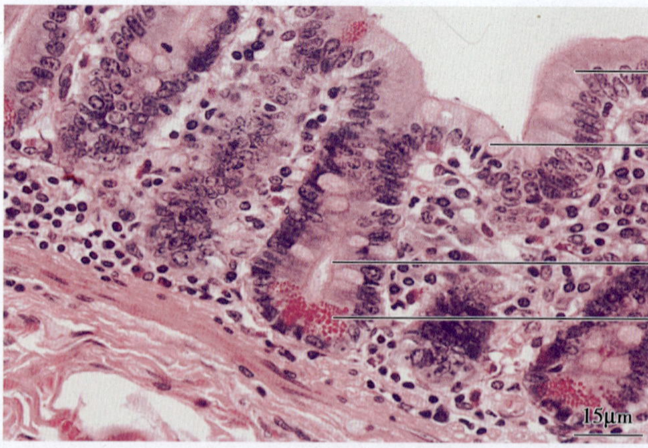

图 9-4 空肠

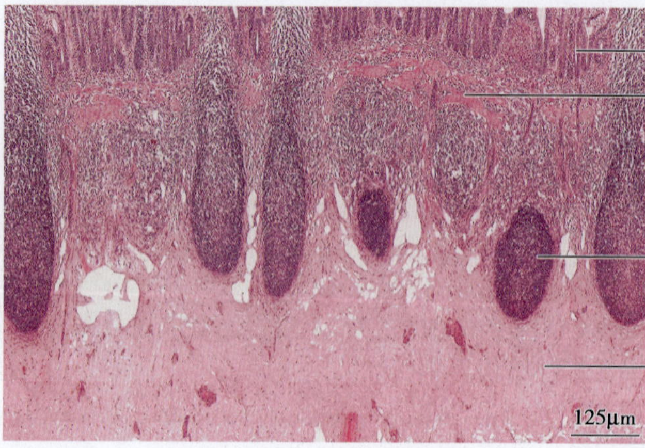

图 9-5 回肠

六、结 肠

方法:石蜡切片,H-E 染色。

目的:观察结肠的形态结构特点,并与小肠比较。

低倍镜观察:部分黏膜与黏膜下层形成皱襞突入腔内。

1. 黏膜 黏膜表面的上皮为单层柱状上皮并含大量杯状细胞,上皮向固有层内下陷形成大肠腺,大肠腺与小肠腺相似,只是无帕内特细胞。固有层结缔组织中有弥散淋巴组织,有时也可见到淋巴小结。

2. 黏膜下层 主要由疏松结缔组织和血管构成。

3. 肌层 平滑肌纤维排列成内环、外纵两层。两层之间可见肌间神经丛。

4. 浆膜 由结缔组织及间皮构成。此处结缔组织中富含脂肪组织(图 9-6)。

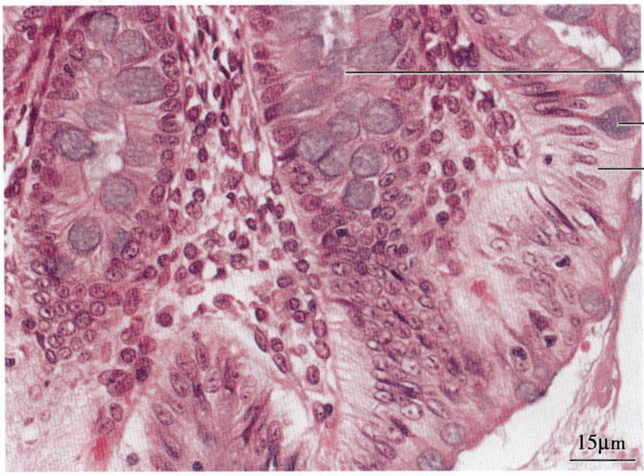

图 9-6　结肠

七、阑　　尾

方法：石蜡切片，H-E 染色。

目的：观察阑尾的形态结构特点。

肉眼观察：腔面不整齐的紫色层为黏膜，外面环绕粉红色的为肌层。

低倍镜观察：分清四层结构。黏膜构造类似结肠，肠腔窄小，固有层及黏膜下层中的弥散淋巴组织很多，其中还有许多孤立的淋巴小结。肌层的内环层较厚，外纵层较薄。外膜为浆膜结构（图 9-7）。

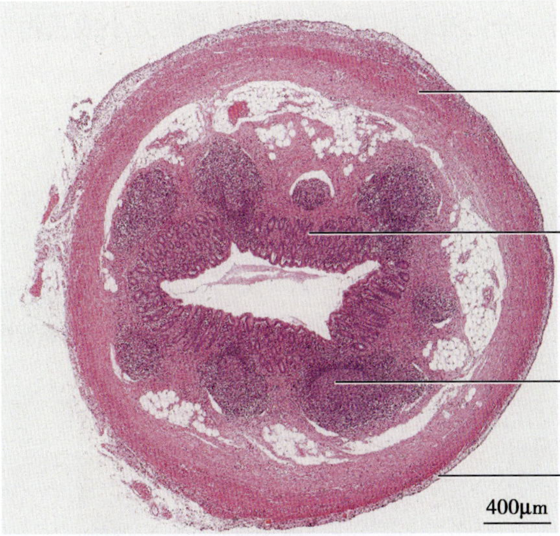

图 9-7　阑尾

八、舌 下 腺

方法:取舌下腺一部分,石蜡切片,H-E 染色。

目的:通过观察舌下腺,了解外分泌腺的一般结构,区别黏液性腺细胞和浆液性腺细胞及腺泡的结构特点。

(一)肉眼观察

标本呈蓝紫色,可见腺被分隔成许多小叶。

(二)低倍镜观察

镜下可见腺表面被以薄层疏松结缔组织,结缔组织伸入腺实质,将腺实质分隔成许多大小不等的小叶。小叶内充满圆形或不规则形腺泡的断面。腺泡染色深浅不一。在小叶内腺泡之间,可见少量腔大红染的导管。而小叶间的结缔组织内的导管管腔更大。腺泡可分为 3 种:

1. 浆液腺泡　数量少,由浆液性腺细胞组成,染色深。
2. 黏液腺泡　数量较少,由黏液性腺细胞组成,染色浅。
3. 混合腺泡　由浆液性和黏液性两种腺细胞混合组成,数量多。

(三)高倍镜观察

细心辨认不同腺泡的结构。

1. 浆液腺泡　腺泡多呈圆形,由锥体状的浆液性腺细胞围绕组成;核圆形,近基底部;胞质染色较深,呈嗜碱性。
2. 黏液腺泡　由黏液性细胞组成,细胞为锥体形或柱状;核扁平染色深,位于细胞底部;胞质着色浅淡,呈空泡状。
3. 混合腺泡　由浆液性和黏液性两种腺细胞混合组成。黏液性腺细胞多居内侧;浆液性腺细胞多集中在腺泡一端,呈半月形包绕在外侧。
4. 导管　又称分泌管。分泌管的上皮类型因分泌管的大小或长短而异,由立方形过渡至柱状(图 9-8)。

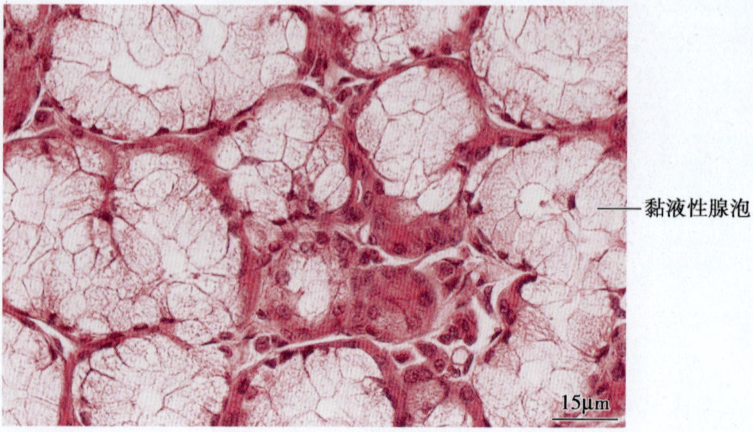

图 9-8　舌下腺

九、肝

方法：H-E 染色，石蜡切片。

目的：观察肝小叶和门管区的形态结构。

（一）低倍镜观察

1. 被膜　由结缔组织构成。

2. 肝小叶　人的肝小叶之间结缔组织甚少，故肝小叶界限不易分清，观察时首先找出中央静脉，肝细胞以中央静脉为中心，向四周呈放射状排列，构成肝板（肝索）。

3. 门管区　位于肝小叶之间，结缔组织中可见小叶间静脉、小叶间动脉和小叶间胆管。

4. 小叶下静脉　常位于肝小叶间的结缔组织内。其管壁较厚，属小静脉。

（二）高倍镜观察

1. 肝板（肝索）　每个肝细胞为多边形；核较大而圆，染色较浅。肝细胞呈单行排列，形成条状或索状结构。

2. 肝血窦　位于肝板之间，管腔形状和大小不规则。窦壁内皮细胞核扁，着色较深。肝血窦内还可见体积小而形态不规则、核扁平而染色较浅、胞质呈嗜酸性的库普弗细胞，即肝巨噬细胞。

3. 门管区　区分下列三种管道：

（1）小叶间静脉：腔较大，壁薄。

（2）小叶间动脉：腔较小，壁厚，可见少量平滑肌纤维。

（3）小叶间胆管：由单层立方上皮构成（图 9-9）。

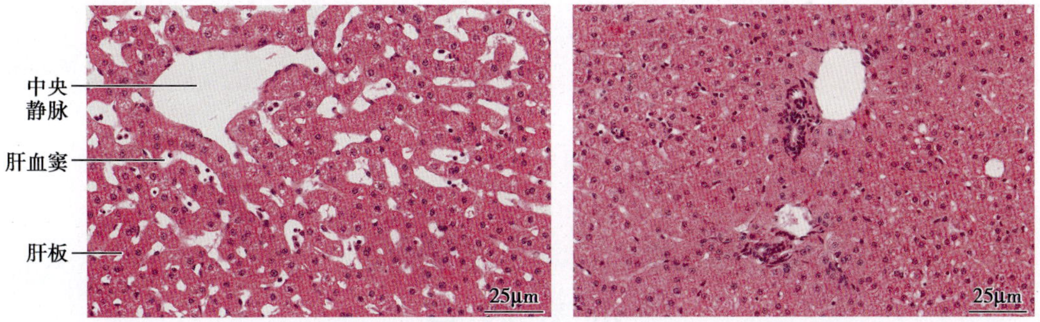

（1）　　　　　（2）

图 9-9　肝

（1）肝板　肝血窦；（2）门管区

十、胰

方法：石蜡切片，H-E 染色。

目的：区分胰的内分泌部和外分泌部。

（一）肉眼观察

可见胰被分隔成许多小叶。

（二）低倍镜观察

1. 被膜与小叶间隔　被膜结缔组织很薄，结缔组织伸入实质，将其分隔成许多小叶。小叶内有外分泌部和内分泌部。

2. 小叶间导管　位于小叶间隔之中，管壁为单层柱状或高柱状上皮。

3. 浆液腺泡　充满在小叶之内。在腺泡之间可见有染色较浅，大小不等的细胞团，即是胰岛（内分泌部）。

（三）高倍镜观察

重点区分外分泌部与内分泌部，其中外分泌部有腺泡和导管两部分。

1. 腺泡　腺泡由单层锥体形细胞组成；核位于基底部，圆形；细胞基底部嗜碱性较强，细胞顶部充满细小红色的酶原颗粒。腺泡腔内可见数个泡心细胞。细胞界限不清，核圆，着色较浅。

2. 导管　小叶内的导管属单层扁平或立方上皮，小叶间导管属单层柱状上皮。

3. 胰岛　胰岛染色较浅，大小不等，形状不定，周围包有薄层结缔组织。胰岛中的细胞成索团排列。细胞多为多边形，核圆形，位于细胞中央。在此标本上，不能分辨 A、B、D、PP 四种细胞，在细胞团索之间常见毛细血管分布（图 9-10）。

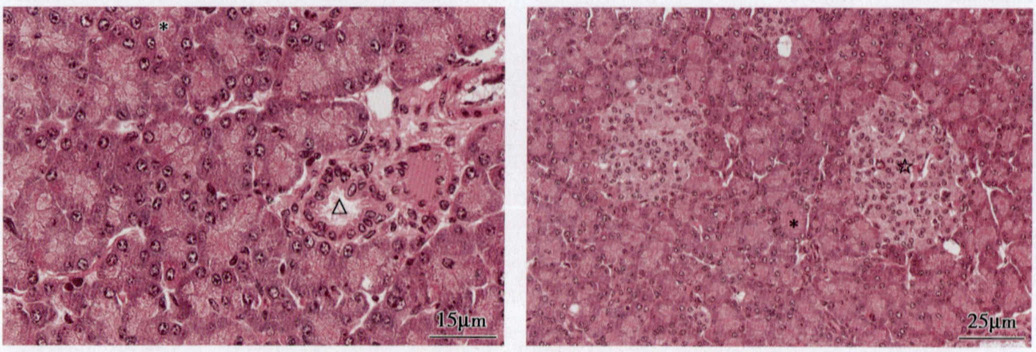

（1）　　　　（2）

图 9-10　胰

（1）* 腺泡　△导管；（2）胰岛☆

示 教 内 容

一、帕内特细胞

来源：小肠腺。

方法：石蜡切片，H-E 染色

目的：观察帕内特细胞（潘氏细胞）的形态特点。

高倍镜观察：位于小肠腺底部，细胞为锥体形，三五成群排列；核椭圆形，位于细胞基部；细胞顶端的胞质内含有许多嗜酸性粗大颗粒，被染成红色（图 9-11）。

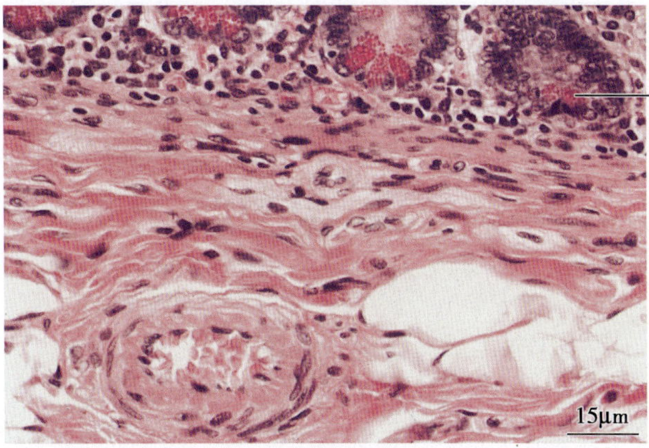

图 9-11 小肠腺

二、嗜银细胞

来源:小肠腺。

方法:硝酸银浸染法。

目的:观察嗜银细胞的形态特点。

高倍镜观察:此细胞位于小肠腺,胞质底部含有深黑色颗粒,颗粒多时,核则被掩盖而不能看清细胞的原貌(图 9-12)。

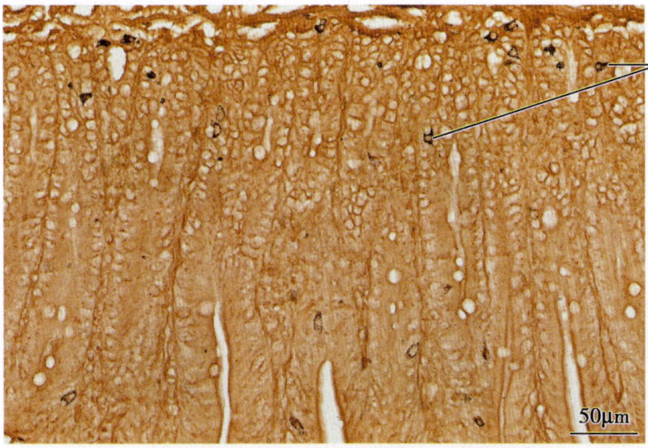

图 9-12 嗜银细胞 硝酸银染色

三、胆 小 管

来源:肝。

方法:镀银法或免疫组织化学 ATP 法。

目的:观察肝细胞间的胆小管分布。

高倍镜观察:肝细胞呈浅黄色。胆小管分布于肝细胞之间,管腔细窄,染黑色,彼此相连成网(图 9-13)。

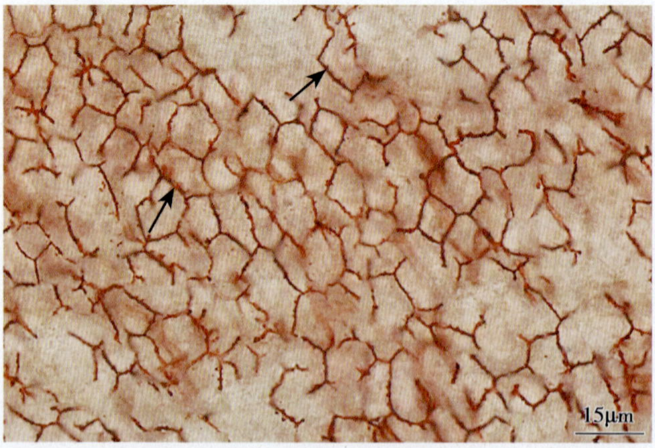

图 9-13 肝 镀银法
↑胆小管

四、肝巨噬细胞

来源:肝。

方法:给活体注射洋红染料后,取一小块肝,石蜡切片,H-E 染色。

目的:观察肝血窦的肝巨噬细胞(库普弗细胞)形态和分布。

高倍镜观察:在血窦内可见不规则形或有突起的细胞;胞质较多,其中含有吞噬的洋红染料颗粒;核呈卵圆形,染色较浅,即为库普弗细胞(图 9-14)。

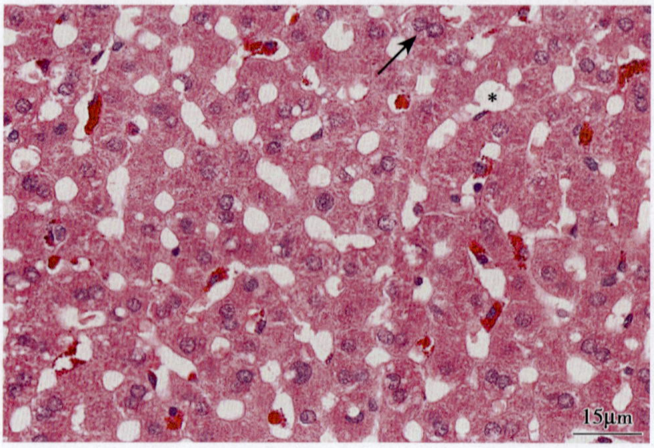

图 9-14 肝
↑肝细胞 * 肝血窦

五、胰 岛

来源:胰腺。

方法:Mallory 染色。

目的:辨别胰岛 A、B 细胞。

高倍镜观察:胰岛内各细胞间有很多着色深红的毛细血管。

A 细胞：细胞较大，数目较少，胞质颗粒呈橙色，多位于胰岛的周缘。

B 细胞：细胞较小，数目较多，胞质颗粒呈浅红色，多位于胰岛的中央(图 9-15)。

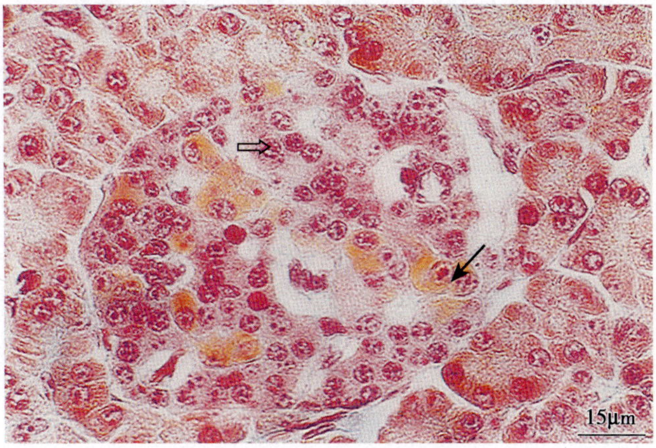

图 9-15　胰岛　Mallory 染色

↑A 细胞　⇧B 细胞

（许瑞娜　何国珍）

第十章 呼吸系统

实验内容

一、气 管

方法：石蜡切片，H-E 染色。

目的：掌握气管壁的组织结构。

（一）肉眼观察

气管的横切面为环状，管壁内染蓝色的 C 字形结构为透明软骨环，软骨环缺口处为气管膜性部，是气管和食管相邻的部分。

（二）低倍镜观察

1. 黏膜

（1）上皮：假复层纤毛柱状上皮，基膜较明显，呈粉红色。

（2）固有层：由细密结缔组织构成，内有弥散的淋巴组织。

2. 黏膜下层　为疏松结缔组织，内含气管腺、血管和神经等。

3. 外膜　由透明软骨和疏松结缔组织构成，在软骨环缺口处可见平滑肌纤维束，大部分为纵切面，小部分斜行（图 10-1）。

（三）高倍镜观察

1. 黏膜　上皮为假复层纤毛柱状上皮，杯状细胞顶部胞质内含有黏原颗粒，在染色

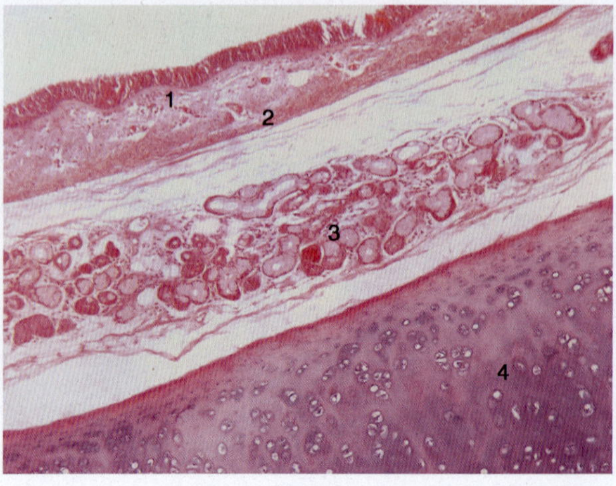

图 10-1　气管　低倍

1：假复层纤毛柱状上皮；2：固有层；3：气管腺；4：透明软骨

过程中颗粒被溶解，因而呈空泡状，核位于细胞近基底部，呈三角形；纤毛细胞呈高柱状，游离面由纤毛，核卵圆形，居中；基细胞、小颗粒细胞和刷细胞不易辨认。基膜明显，呈粉红色。固有层由细密结缔组织构成，可见红色点状的弹性纤维断面(图 10-2)。

2. 黏膜下层　为疏松结缔组织，含较多的气管腺，属于混合性腺。

3. 外膜　包括 C 字形的透明软骨环及其外方的结缔组织。

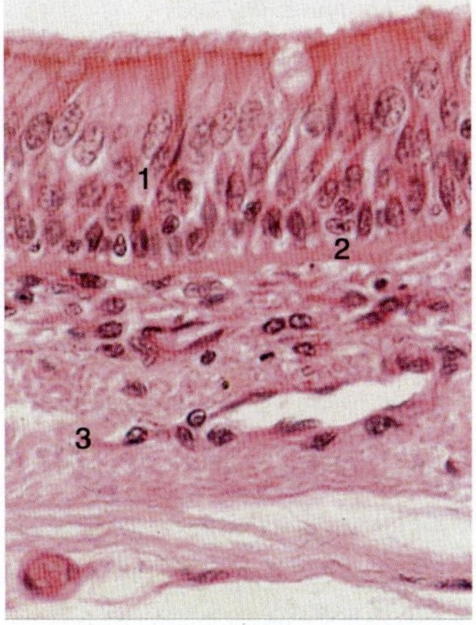

图 10-2　气管黏膜　高倍
1：假复层纤毛柱状上皮；2：基膜；3：固有层

二、肺

方法：石蜡切片，H-E 染色。

目的：掌握肺内导气部、呼吸部的组成及肺泡的组织结构。

(一) 肉眼观察

为海绵样组织，主要是肺的呼吸部，其中大的管腔是小支气管及血管的断面。

(二) 低倍镜观察

1. 小支气管　低倍镜下寻找横切或斜切的小支气管，然后换高倍镜，由内向外逐层辨认管壁的各层结构。

小支气管管壁结构类似于气管壁，分为三层，管径变细、管壁变薄。黏膜的假复层纤毛柱状上皮变薄，平滑肌纤维束较明显；黏膜下层腺体减少，外膜中有不规则的软骨片。

2. 终末细支气管　低倍镜观察，可见管腔较小，管壁变薄且完整；高倍镜观察，管腔上皮变为单层柱状，可见纤毛细胞，杯状细胞已消失；有完整的环行平滑肌层；腺体和软骨片均消失。

3. 呼吸性细支气管、肺泡管、肺泡囊、肺泡：低倍镜可见为海绵状的组织(图 10-3)。

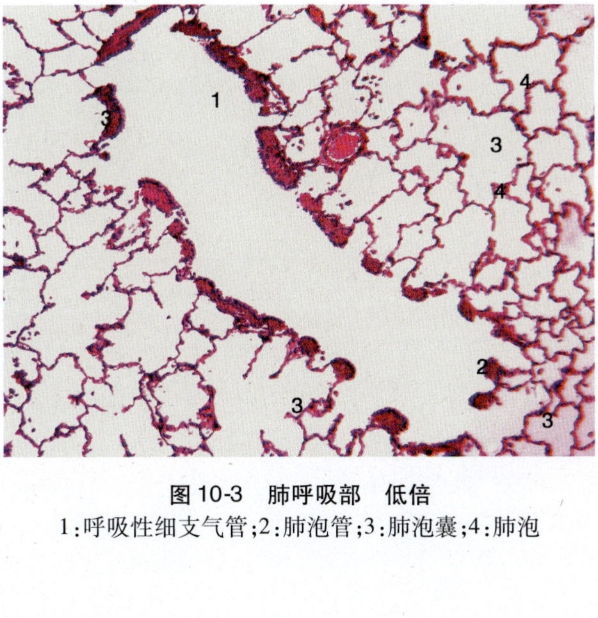

图 10-3　肺呼吸部　低倍
1：呼吸性细支气管；2：肺泡管；3：肺泡囊；4：肺泡

（三）高倍镜观察

（1）呼吸性细胞支气管：管壁结构类似于终末细支气管，但有少许肺泡开口，上皮为单层柱状或单层立方上皮，上皮外有少量平滑肌纤维和结缔组织，肺泡开口部分为单层扁平上皮。

（2）肺泡管：管壁上有许多肺泡的开口，故管壁的结构很少，只存在于相邻肺泡开口之间，管壁显示为肺泡隔末端的结节状膨大，管壁上皮为单层扁平或单层立方上皮，上皮下方有薄层结缔组织和少量平滑肌纤维。

（3）肺泡囊：位于肺泡管的末端，为数个肺泡共同开口。

（4）肺泡：呈半球形，开口于呼吸性细支气管、肺泡管和肺泡囊。相邻两肺泡壁之间的组织构成肺泡隔，其内可见毛细血管，肺泡壁上的扁平细胞核为Ⅰ型肺泡细胞胞核，Ⅱ型肺泡细胞夹在Ⅰ型肺泡细胞之间，胞体较大，呈立方形或圆形突向肺泡腔，胞质着色浅，呈泡沫状（磷脂溶解所成），核圆居中；肺泡腔内可见肺巨噬细胞（图10-4）。

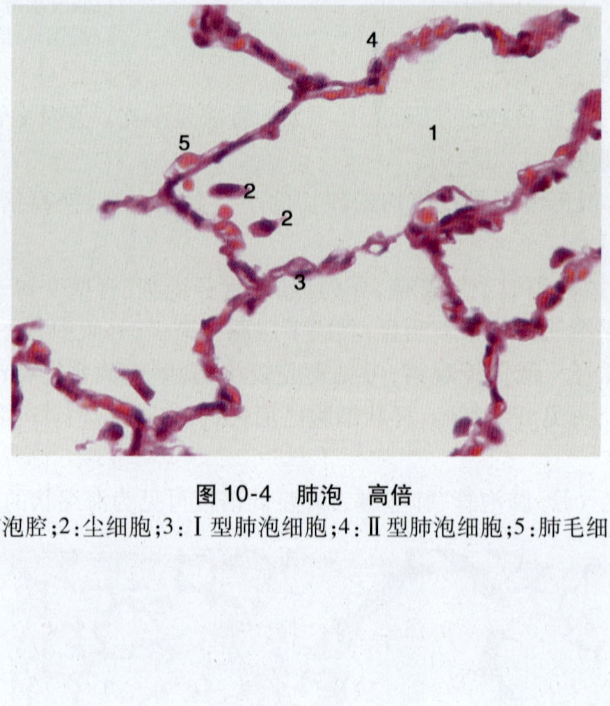

图10-4 肺泡 高倍
1：肺泡腔；2：尘细胞；3：Ⅰ型肺泡细胞；4：Ⅱ型肺泡细胞；5：肺毛细血管

（刘爱军）

第十一章　泌尿系统

实验内容

一、肾

方法：石蜡切片，H-E 染色。

目的：掌握肾的组织结构特点。

（一）肉眼观察

肾皮质染色较深；髓质呈锥体形，染色较浅，有时可见髓质一侧有肾柱，染色略浅。

（二）低倍镜观察

1. 被膜　甚薄，在肾的表面。
2. 皮质　注意辨认皮质迷路和髓放线（图 11-1）。

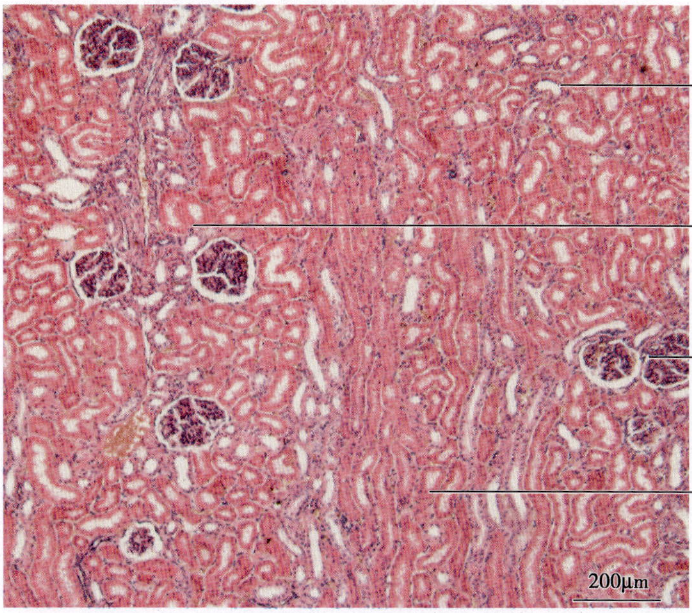

图 11-1　肾皮质　低倍

（1）皮质迷路：是球形的肾小体和近、远曲小管横切面的所在部位。

（2）髓放线：可见近、远直小管的几个纵切面，彼此平行排列。

3. 髓质　由肾小管直部组成，多呈斜切或纵切面。在皮质与髓质交界处可见弓形动脉的切面。

（三）高倍镜观察

1. 皮质迷路(图 11-2)

(1) 肾小体:血管球为毛细血管团。肾小囊壁层为肾小体最外层,由单层扁平上皮构成,容易观察到。壁层与血管球间有较窄的腔,为肾小囊腔。脏层附着在血管球上,不易看出。在肾小体附近,有时可见小动脉的切面,为入球微动脉或出球微动脉。

(2) 近端小管曲部:管腔很小,腔面凹凸不平。上皮细胞较大,呈锥体形,细胞界限常不清;核靠近基底部;胞质嗜酸性较强,呈细小颗粒状,近基底部可见基底纵纹。

(3) 远端小管曲部:管腔相对较大。上皮细胞较小,为立方形;核靠近细胞中央;胞质染色较浅。

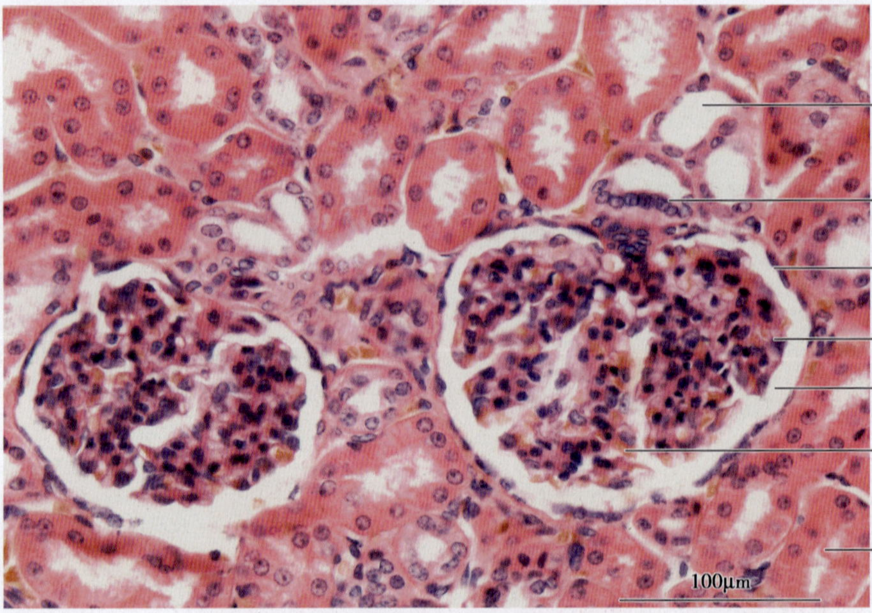

图 11-2 皮质迷路 高倍

2. 髓放线(图 11-3)

(1) 近端小管直部:上皮细胞与近端小管曲部相似。

(2) 远端小管直部:细胞为立方形,结构与远端小管曲部相似。

3. 髓质 辨认髓袢细段与集合管的结构。

(1) 髓袢细段:管腔相对较大。上皮细胞扁平;核扁圆形,较血管内皮细胞的核大,向腔面明显突出。髓袢细段常易与毛细血管相混,应注意区别。

(2) 集合管:管壁为单层立方或低柱状上皮,上皮细胞界限清楚;核圆形居中;胞质着色淡。

(3) 乳头管:在肾锥体乳头处,结构与集合管相同,只是细胞变为柱状上皮,有时可见于乳头开口处。

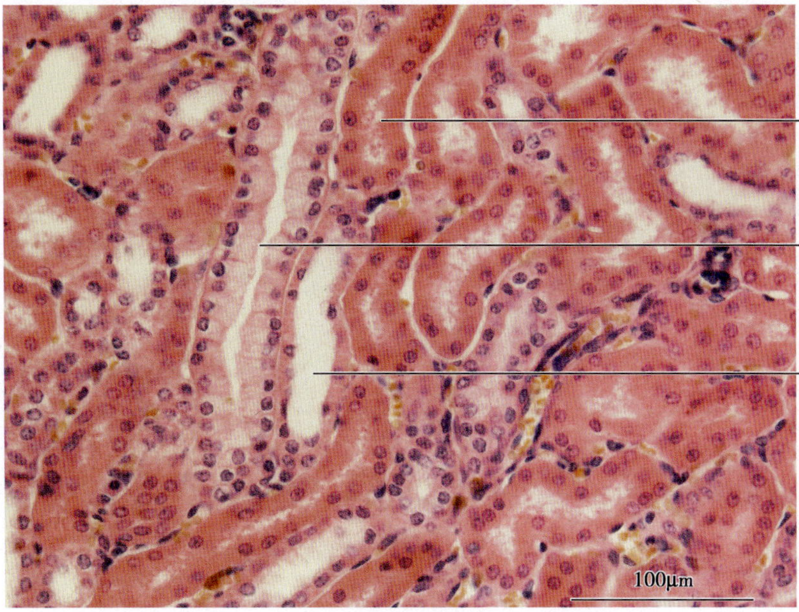

图 11-3　髓放线　高倍

二、膀　　胱

方法:石蜡切片,H-E 染色。

目的:了解膀胱壁结构及其与功能的关系。

(一) 肉眼观察

收缩和膨胀状态下膀胱壁厚、薄差异明显。

(二) 低倍镜观察

1. 膨胀状态下的膀胱。

(1) 黏膜:由变移上皮和固有层组成,变移上皮较薄而平坦,固有膜由结缔组织组成。

(2) 肌层:平滑肌纤维分为内纵、中环、外纵三层。各层相互交叉分界不清。

(3) 外膜:是由结缔组织构成的纤维膜。

2. 收缩状态的膀胱　与膨胀状态的比较,上皮较厚,黏膜有皱褶。肌层亦变厚,肌纤维排列方向不清,不易分辨出三层,只有外纵行的平滑肌纤维排列比较清楚。

(三) 高倍镜观察

重点观察变移上皮的表层细胞。细胞体积较大,偶见双核,胞质染色浅,近游离面的胞质浓缩而着色较深(图 11-4)。

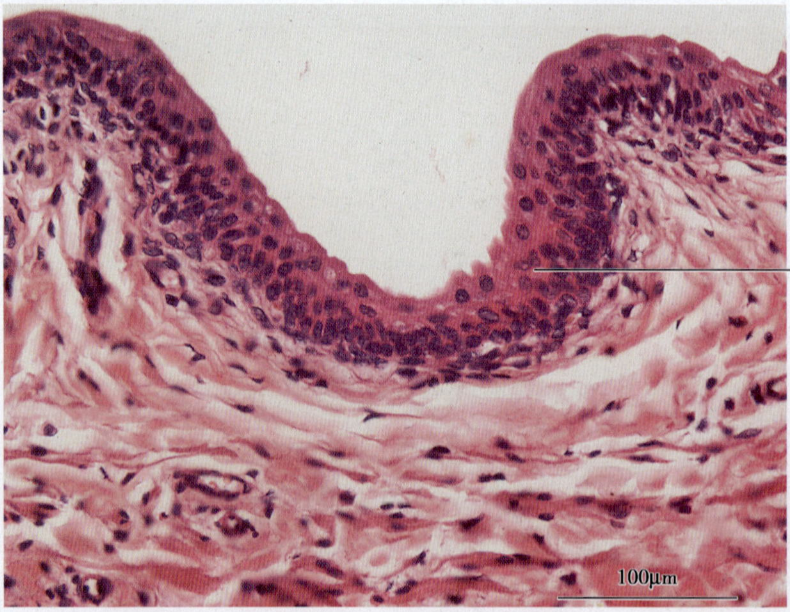

图 11-4 膀胱黏膜 高倍

示教内容

肾致密斑

方法：石蜡切片，H-E 染色。

目的：观察肾致密斑。

低倍镜观察：在低倍镜下找到肾小体的血管极处。

高倍镜观察：出、入球小动脉夹角处的远端小管曲部近肾小体一侧的上皮细胞变成高柱状，细胞核椭圆，着色深，核密集排列呈斑块状，即为致密斑结构(图 11-2)。

(刘 霞)

第十二章 皮 肤

实验内容

一、指 皮

方法:石蜡切片,H-E 染色。

目的:通过对无毛皮肤的观察,掌握皮肤和汗腺的基本结构。

(一) 肉眼观察

切片为半圆形,凸面是手指掌面皮肤。

(二) 低倍镜观察

1. 表皮 为角化的复层扁平上皮,与真皮交界处起伏不平(图 12-1)。从基底到表层依次可分为:

(1) 基底层:位于表皮最深层,染色较深。

(2) 棘层:位于基底层之上,由数层多边形细胞组成。

(3) 颗粒层:位于棘层之上,很薄的蓝色部分。

(4) 透明层:位于颗粒层上,呈红色一薄层。

(5) 角质层:在皮肤最表层,呈红色,甚厚。

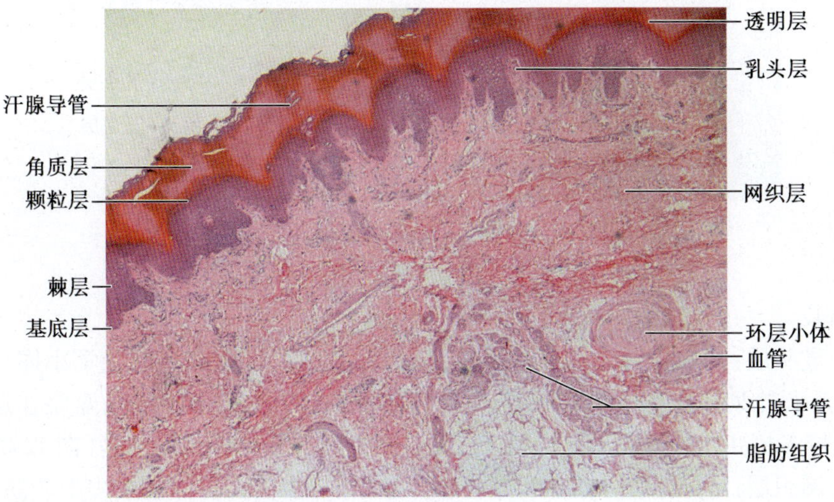

图 12-1 指皮 低倍

表皮各层内部有连续成串的腔隙,为螺旋状走行的汗腺导管的断面。

2. 真皮　位于表皮下方，由结缔组织构成。可分为两层：

（1）乳头层：浅层，染色较浅，结缔组织的纤维较细而疏松。

（2）网状层：在乳头层深面，两者分界不清。结缔组织的纤维较粗而致密，染色深。

3. 皮下组织　主要由脂肪组织构成；内有血管、神经束和汗腺的断面；还可见到环层小体。环层小体为圆形或卵圆形结构（图 12-1）。

（三）高倍镜观察

1. 表皮

（1）基底层：为一层立方或矮柱状的细胞，细胞排列整齐，细胞质嗜碱性，偶见核分裂象。

（2）棘层：由数层大而多边形的细胞组成，细胞表面伸出许多细短的棘状突起。

（3）颗粒层：由 2～3 层梭形细胞组成，细胞质内含有深蓝色的颗粒（透明角质颗粒），细胞核的结构已不明显。

（4）透明层：有数层，细胞体较透明呈粉红色，细胞核及细胞界限不清。有些部位的皮肤，此层细胞常不明显。

（5）角质层：由数十层已角化的扁平细胞组成，细胞界限不清，细胞核已消失，只见均匀粉染的细胞质，部分细胞可见有脱落现象（图 12-2）。

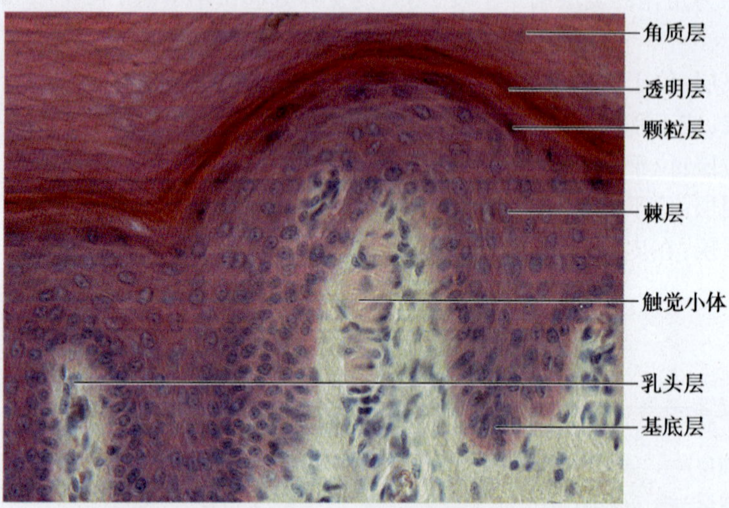

图 12-2　指皮　高倍

2. 真皮

（1）乳头层：有的乳头中有毛细血管，有的乳头中可见椭圆形的触觉小体。在触觉小体中有环行排列的扁平样细胞，细胞质染色较深，有椭圆形的细胞核，盘绕在这些细胞之间的神经末梢在此标本上不能见到。触觉小体外有少量结缔组织包裹（图 12-2）。

（2）网织层：可见汗腺分泌部和导管部。分泌部：多在真皮深层或皮下脂肪组织内，管腔较大，上皮细胞为一层立方或矮柱状细胞，染色浅。在上皮细胞和基膜之间可见肌样细胞，细胞核较小呈细长而染色较深，细胞质着色也深。导管部：由两三层低柱状细胞组成，染色较深（图 12-3）。

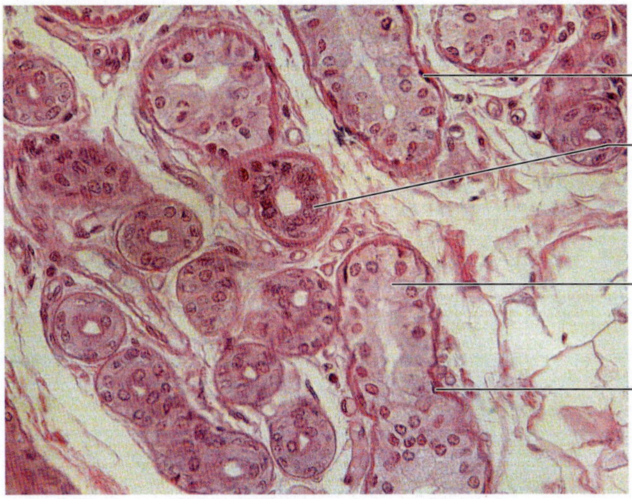

图 12-3 汗腺 高倍

二、头 皮

方法:石蜡切片,H-E 染色。

目的:观察有毛皮肤、皮脂腺和竖毛肌的结构。

(一) 肉眼观察

1. 表皮 表面染蓝色的薄层组织。
2. 真皮 表皮深面红染的组织,此层较厚。
3. 皮下组织 染色极浅,在真皮深面。
4. 毛发 深入皮肤内部。与皮肤表面呈斜行,起始于皮下组织内。

(二) 低倍镜观察

1. 皮肤

(1) 表皮:较指皮薄,尤以颗粒层和角质层更薄,无透明层。

(2) 真皮:由结缔组织构成。

(3) 皮下组织:由疏松结缔组织和脂肪组织构成(图 12-4)。

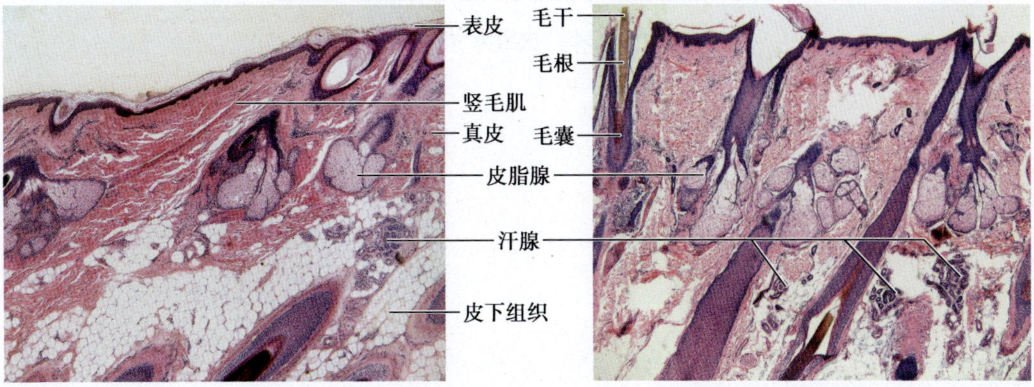

图 12-4 头皮 低倍

2. 毛　由毛干、毛根和毛囊组成。

(1) 毛干:位于皮肤外的部分。

(2) 毛根:位于皮肤内的部分。

(3) 毛囊:由毛根周围的上皮和结缔组织构成。上皮部分相当于表皮,结缔组织部分相当于真皮。在毛囊和毛根的基部呈膨大,有结缔组织凸入其内,称毛乳头(图12-4)。

3. 皮脂腺　在毛囊一侧。大而着色浅的囊泡状结构为分泌部。导管较短,有时可见与毛囊相连,由复层扁平上皮构成(图12-4)。

4. 竖毛肌　在毛囊一侧皮脂腺附近,为一束斜行的平滑肌。一端附着在毛囊基底部,另一端至真皮的结缔组织(图12-4)。

(三) 高倍镜观察

观察皮脂腺的内部结构。分泌部中央的腺细胞为多边形,细胞核小染色深,细胞质内充满许多小空泡,是在制片过程中被溶解的脂滴。分泌部周围的细胞是立方形的基底细胞,细胞较小,染色较深(图12-5)。注意观察基底细胞向上移行的变化(图12-6)。

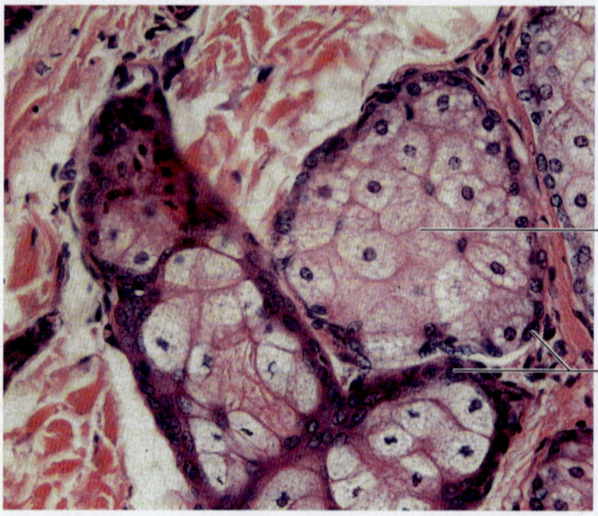

图12-5　皮脂腺　高倍

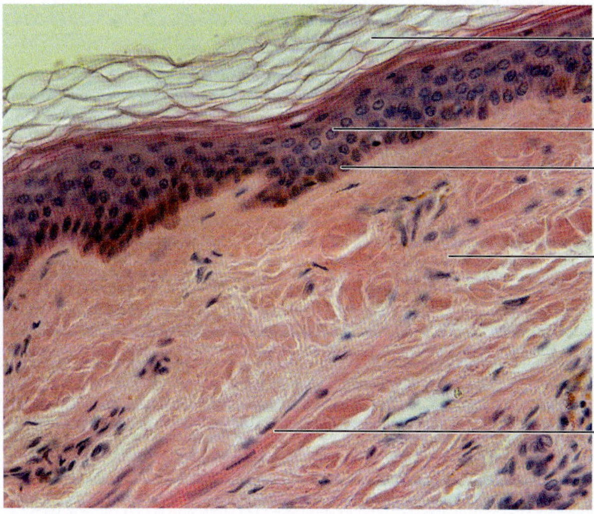

图 12-6 头皮 高倍

（王 媛）

第十三章 感觉器官

实验内容

一、眼 球

方法：平行于眼轴的火棉胶切片，H-E 染色。

目的：了解眼球的结构特点及其功能意义。

（一）肉眼观察

眼球是一个球形器官，前部稍向前凸出，后部有视神经。眼球壁从外向内由三层结构组成：

1. 纤维膜 在眼球最外面，纤维膜可分两部分：

（1）角膜：在眼球前部，稍向前凸出。

（2）巩膜：在眼球后部，与角膜相连。有的标本可见巩膜前部表面被覆球结膜。

2. 血管膜 纤维膜内侧面棕黑色部分，从前向后可分三部分：

（1）虹膜：睫状体前方游离于角膜与晶状体之间的部分。虹膜中央的圆孔为瞳孔。

（2）睫状体：虹膜与脉络膜之间增厚的部分，其内侧为睫状突。

（3）脉络膜：在眼球后部紧贴于巩膜内面。

3. 视网膜 位于血管膜内面，视网膜可分两部分：

（1）视网膜视部：在脉络膜内面，常与脉络膜剥离而呈弯曲状。

（2）视网膜盲部：紧贴睫状体与虹膜内面。

4. 屈光装置 由角膜、房水、晶状体和玻璃体组成。

（1）前、后房：在角膜与虹膜及晶状体之间的空隙是前房。在虹膜之后，睫状体与晶状体之间空隙是后房。前、后房内正常生理状态下充满房水。

（2）晶状体：在虹膜与瞳孔之后，玻璃体之前，为红色的椭圆体。

（3）玻璃体：位于晶状体后面与视网膜间的空间，正常生理状态下充满透明的胶体，但标本上往往不能保存。

（二）低倍镜观察（必要时可结合高倍镜观察）

主要观察眼球后部：由外向内可观察以下四部分：

1. 巩膜 由致密结缔组织构成，纤维束之间为成纤维细胞及少量色素细胞。

2. 脉络膜 在巩膜的内面，为富含色素细胞及血管的疏松结缔组织。

3. 视网膜视部 在脉络膜的内面，由多层细胞组成。在普通染色标本上不能观察到各种细胞的形态，可对照主教材插图，由近脉络膜处开始向内观察，辨认以下各层：

（1）色素上皮层：为含黑色素的一层立方上皮。

（2）视细胞层：在色素上皮层内侧染粉红色，呈纹理状结构为视细胞的树突部分。视杆细胞、视锥细胞的胞核密集成层，位于视细胞树突层之内侧。

（3）双极细胞层：位于视细胞胞核层的内面，所见薄层细胞核是双极细胞的细胞核。其树突、轴突是核内、外侧染红色的部分。

（4）节细胞层：位于双极细胞层的内面，是一层较大的神经细胞。胞核较大，细胞散在分布。

视网膜视部向前相当于锯齿缘处，细胞层次突然变薄，成为两层细胞，移行为视网膜盲部。

4. 视神经乳头　为节细胞轴突集中走出视网膜处。此处不含视网膜各种细胞。乳头边缘突起，中央凹陷。视神经纤维穿行处的巩膜，为筛板。视神经纤维在此处集合成束，束间有神经胶质细胞。神经束外面有结缔组织膜包裹与眼球的巩膜相连续。

（三）高倍镜观察

1. 角膜　其结构由前向后分为五层：

（1）角膜上皮：为复层扁平上皮，基底面平坦。

（2）前界层：为均匀染色浅的薄膜。

（3）角膜基质：由大量成层排列的胶原纤维束构成，各层纤维排列整齐，与表面平行。层间有成纤维细胞分布。

（4）后界层：与前界层相似，为一层均匀一致的薄膜。

（5）角膜内皮：在角膜之最内面，为单层扁平上皮。

2. 虹膜　由前向后可分为三层：

（1）前缘层：由一层不连续的成纤维细胞和色素细胞构成。胞质内充满色素颗粒，细胞界限不清。

（2）虹膜基质：由富含色素细胞和血管的疏松结缔组织构成。

（3）上皮层（视网膜虹膜部）：由两层细胞组成。外层为平滑肌纤维，细胞之间无界限，胞质连成较细的带状，染粉红色，其中隐约可见细胞核。此层平滑肌纤维为瞳孔开大肌。内层细胞由色素上皮细胞组成，胞质中充满色素颗粒。瞳孔括约肌是位于虹膜游离端基质中的环行平滑肌纤维，常为横切面或斜切面。

3. 睫状体　位于虹膜后方，呈三角形。由外向内分为三层：

（1）睫状肌：由三种不同方向排列的平滑肌纤维构成。

（2）血管层：此层较薄，由结缔组织构成，其中血管较多。

（3）睫状体上皮层（视网膜睫状体部）：由两层细胞组成。外层的细胞为色素上皮；内层的细胞呈立方形，细胞内无色素颗粒，染色浅，细胞核圆形，位于细胞中央。此层为非色素上皮。

4. 前后房　其位置关系与肉眼观察相同。

5. 晶状体　可分三部分：

（1）晶状体囊：为染粉红色均匀的薄膜。

（2）晶状体上皮：位于晶状体囊内侧面，为单层立方上皮，接近晶状体赤道处，细胞逐渐变长。

（3）晶状体纤维：在晶状体周边可见细长的纤维沿表面分层环行排列。晶状体中心部的纤维彼此融合形成均质状结构。

6. 玻璃体 标本上所见的空腔中，原为透明的胶状物体。因制作标本时不能保存，故呈空腔（图 13-1）。

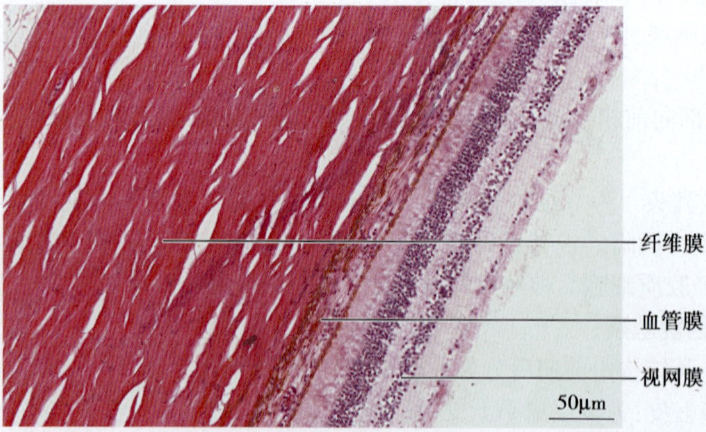

图 13-1 眼球 火棉胶切片 低倍

二、眼 睑

方法：矢状切面，石蜡切片，H-E 染色。

目的：了解眼睑的结构。

（一）肉眼观察

眼睑的断面呈三角形、染蓝紫色的斜边为睑结膜，长边为皮肤，皮肤与睑结膜相遇的角是睑缘。睑缘对侧是眼睑基部。

（二）低倍镜观察

由前向后分清眼睑各层的结构。

1. 皮肤 较薄，真皮乳头浅，有毛囊、皮脂腺与汗腺。睑缘处有增大的睫毛，无竖毛肌。还有睫腺（又称 Moll 腺），为腔大的汗腺。此处可见皮脂腺。

2. 眼轮匝肌 为横断的骨骼肌纤维，肌层内侧有疏松结缔组织。

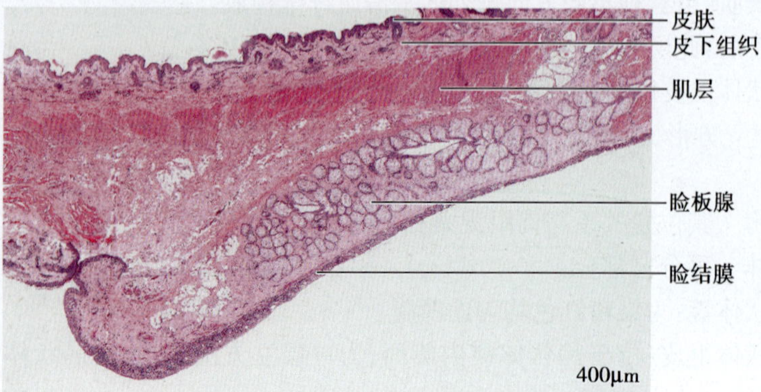

图 13-2 眼睑 低倍

3. 睑板　位于近睑结膜处，为板状的致密结缔组织，内含睑板腺，形态与皮脂腺相同，并可见由复层扁平上皮构成的腺导管。

4. 睑结膜　可见复层柱状上皮间夹有杯状细胞（图 13-2）。

三、内　耳

方法：用盐酸脱去骨盐，制作通过蜗轴的耳蜗垂直切片，H-E 染色。

目的：观察内耳骨迷路和膜迷路的结构。

（一）肉眼观察

标本是不规则形状的断面，内耳耳蜗在切片中央部位呈锥体状，在耳蜗的中央着色深的为蜗轴。在蜗轴的两侧各有 3～4 个圆形的管状结构，即为耳蜗的横切面。

耳蜗周围染红色的组织为骨组织，其中可见半规管。

（二）低倍镜观察

1. 蜗轴　由骨松质构成。其中可见血管、神经束和耳窝神经节。神经节细胞为双极神经元。

2. 耳蜗的骨迷路和膜迷路　选择一个完整的切面，辨认其中的前庭阶、鼓室阶和蜗管。认清耳蜗管的上壁、外壁和下壁。

3. 半规管

（1）骨性半规管：为骨组织内圆形小腔。

（2）膜性半规管：在骨性半规管的一侧，悬挂着膜性小管。此膜性半规管是由单层扁平上皮和固有膜组成。

（三）高倍镜观察

重点观察膜蜗管的构造。

1. 膜蜗管　位于前庭阶和鼓室阶之间的三角形管状结构。管壁由上、下、外侧三部分管壁所组成。

（1）上壁：位于前庭膜，为薄膜，一端起于螺旋缘，另一端附着于外侧壁。此膜较薄，中间是结缔组织，两面均为单层扁平上皮被覆。

（2）外壁：由结缔组织形成的螺旋韧带和被覆其表面的复层柱状上皮构成。此处的上皮内有血管，故又称血管纹。

（3）下壁：由骨性螺旋板的外侧部分和基底膜及螺旋器组成。骨性螺旋板的骨膜增厚，向腔内突出为螺旋缘。在基底膜上有螺旋器，可见以下结构：

螺旋缘：由结缔组织构成。表面发出盖膜，为均质状嗜酸性的薄膜，常呈弯曲状，不与螺旋器细胞接触（为标本制作时产生的人工假象）。

基底膜：为均质状的嗜酸性薄膜。在基底膜上方（向蜗管腔的一面）有螺旋器。在基底膜下方（向鼓阶的一面）有单层扁平上皮被覆。

螺旋器：由支持细胞和毛细胞组成。

支持细胞：形态及种类多样。应仔细观察柱细胞和指细胞。柱细胞分为内、外柱细胞。细胞呈“乙”字形。细胞基部较宽，位于基膜上方，中部较细，细胞核位于基部，着色较深。内、外柱细胞相对排列，顶端互相嵌合，基部都附于基膜上，两个细胞中部细窄的部分围成一个三角形的腔。指细胞位于内、外柱细胞的外侧。细胞界限不清楚，胞质嗜酸性。靠近内、外柱细胞的外侧可见上下两层细胞核，下层即靠近基底膜的细胞，为指细胞，上层为毛细胞。

毛细胞：位于指细胞的顶端，细胞界限不清，细胞核圆形，位置靠近蜗管腔。

2. 膜性半规管　位于骨性半规管内的膜性小管。管壁由单层扁平上皮和固有膜组成。上皮细胞核为梭形，染色深，偶见部分细胞核为椭圆形，染色浅（图 13-3）。

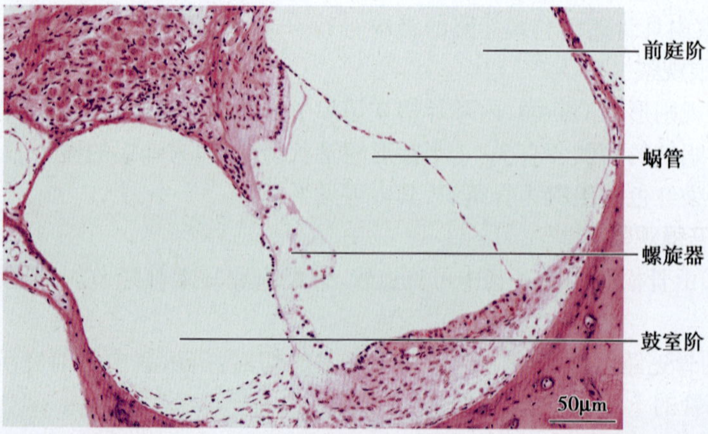

图 13-3　内耳　低倍

示教内容

一、黄　　斑

方法：制作平行于眼轴的火棉胶切片，H-E 染色。

低倍镜观察：黄斑位于眼球后极，视神经乳头的一侧。中央凹陷处为中央凹，此处视网膜最薄，只有色素上皮和视细胞层，而无双极细胞和节细胞，有的标本中双极细胞、节细胞变薄（这表示切的部位不同），为黄斑的边缘部分（图 13-4）。

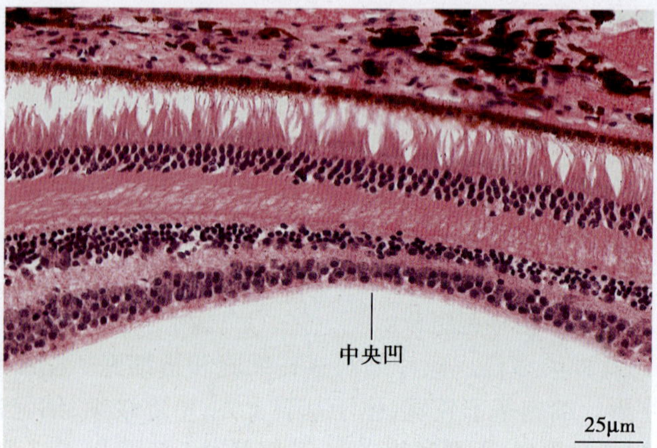

图 13-4　黄斑区　低倍

二、壶 腹 嵴

方法：与内耳标本相同。

目的：观察壶腹嵴的构造。

低倍镜观察：壶腹的膜迷路较大。其一侧的黏膜显著增厚，向腔内凸出形成嵴状。此处的上皮为柱状。其中有支持细胞和毛细胞。支持细胞核靠近上皮基底部，为椭圆形。毛细胞核位于上皮浅层，为圆形。上皮下的固有膜甚厚，其中可见神经纤维。上皮表面有帽状的均质物质覆盖为壶腹帽，并可见毛细胞的长毛伸入其中(图 13-5)。

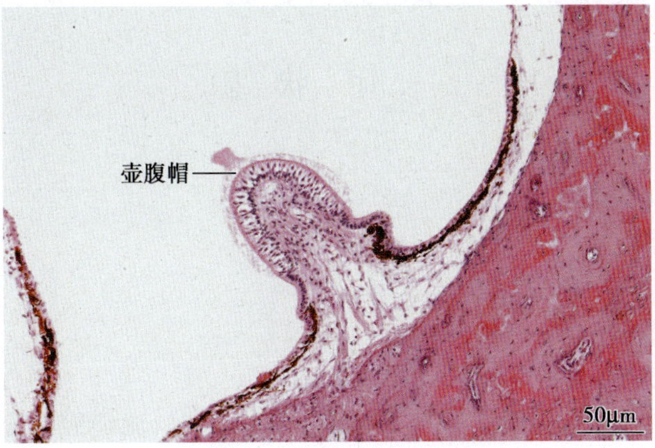

图 13-5 壶腹嵴 低倍

三、球 囊 斑

方法：与内耳标本相同。

目的：观察球囊斑的构造。

低倍镜观察：球囊斑位于球囊壁的局部。此处黏膜增厚隆起，上皮由支持细胞和毛细胞组成。支持细胞核位于上皮基部，呈椭圆形，染色深。毛细胞核位于上皮的浅层，为圆形，染色浅(图 13-6)。

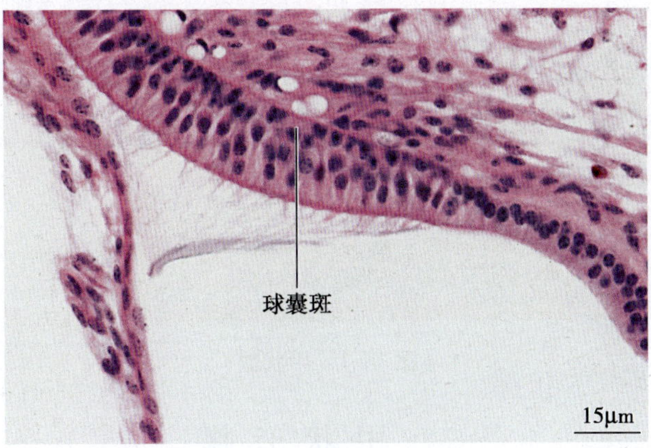

图 13-6 球囊斑 高倍

（王 琦）

第十四章　内分泌系统

实验内容

一、甲　状　腺

方法：石蜡切片，H-E 染色。

目的：观察甲状腺的结构。

（一）肉眼观察

甲状腺着色较深，呈红色。

（二）低倍镜观察

1. 被膜　包被在腺体的表面，由结缔组织构成。

2. 实质　主要由滤泡构成。滤泡数量多，大小不一。滤泡腔内充满粉红色的胶质，胶质周边着色较浅。

（三）高倍镜观察（图 14-1）

1. 滤泡　滤泡壁由单层上皮围成，上皮细胞形态为立方形或扁平状；核圆形，位于细胞中央；胞质着色较浅。靠近上皮细胞游离面的胶质可见许多小空泡，这是由滤泡上皮吞饮所致。

2. 滤泡旁细胞　胞体较大，圆形或多边形，核圆形，胞质染色浅。可存在于滤泡上皮细胞之间或滤泡间的结缔组织内。

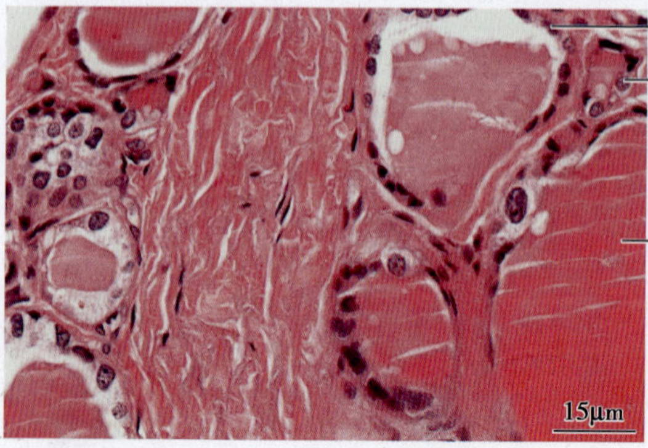

图 14-1　甲状腺

二、甲 状 旁 腺

方法：石蜡切片，H-E 染色。

目的：观察甲状旁腺的结构。

（一）肉眼观察

甲状旁腺体积较小，呈暗红色。

（二）低倍镜观察

1. 被膜　包被在腺体的表面，由结缔组织构成。

2. 实质　腺细胞通常排列成团或索状，其间有毛细血管和结缔组织。

（三）高倍镜观察（图 14-2）

1. 主细胞　甲状旁腺主要由主细胞构成。主细胞体积较小，呈多边形，核圆形，胞质染色浅，细胞界限不清。

2. 嗜酸性细胞　胞体较大，单个或成群存在。核小而深染，胞质内充满嗜酸性颗粒。嗜酸性细胞数量较少，不易辨识。

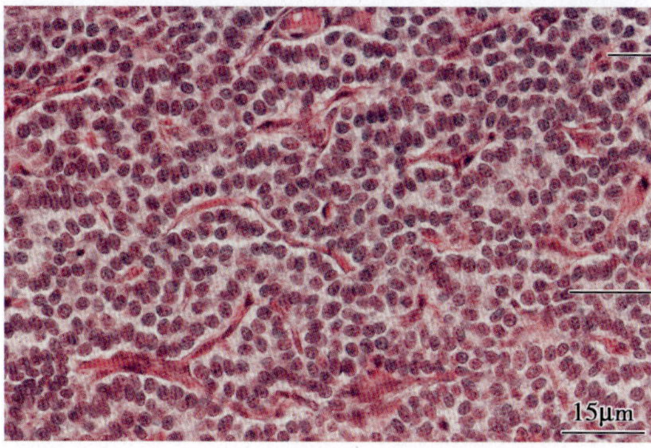

图 14-2　甲状旁腺

三、肾　上　腺

方法：石蜡切片，H-E 染色。

目的：观察肾上腺皮质（球状带、束状带、网状带）和髓质的结构。

（一）肉眼观察

标本中央染色较浅的部分为髓质；周围部分为皮质，染色较深。

（二）低倍镜观察

1. 被膜　包被在肾上腺皮质的表面，由结缔组织构成（图 14-3）。

2. 皮质　所占面积较大，依据细胞排列方式的不同，可分为三个带（图 14-3）：

（1）球状带：位于被膜下方，细胞排列成团状，染色较深。

（2）束状带：位于球状带深面，在皮质中所占面积最大。细胞排列成索，染色较浅。

（3）网状带：位于皮质最内层，细胞索交织成网状，染色较深。

3. 髓质　位于肾上腺的中央，细胞多成索或成团分布，着色较深。髓质中可见较大的血管，为中央静脉；还可见神经元的胞体，属交感神经节细胞。

（三）高倍镜观察（图 14-4）

1. 皮质　分别观察皮质三个带的细胞。

（1）球状带：细胞较小呈多边形或矮柱状，排列成团；核圆，染色较深；胞质较少。细胞团之间有毛细血管。

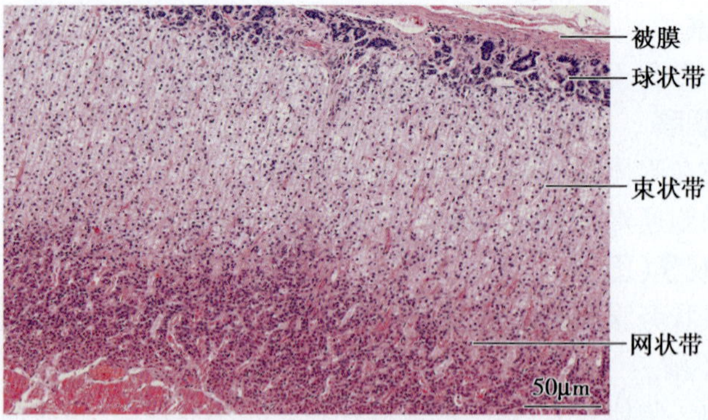

图 14-3 肾上腺 低倍

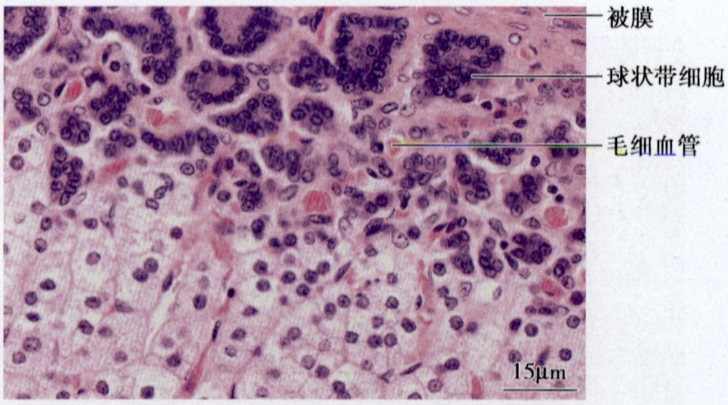

（1）

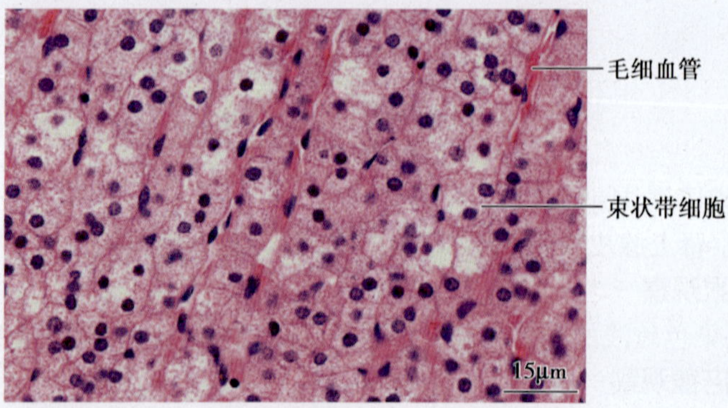

（2）

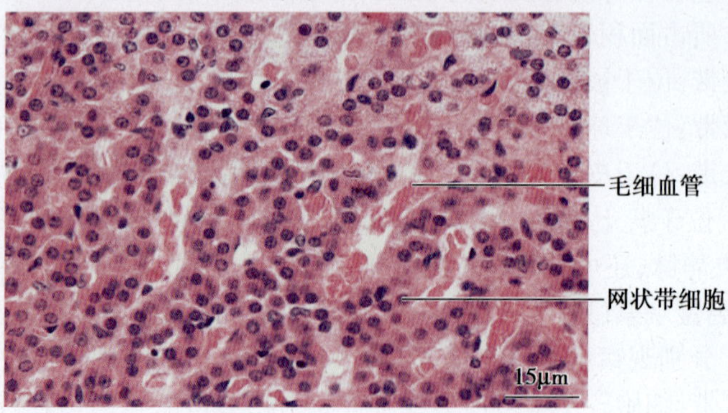

（3）

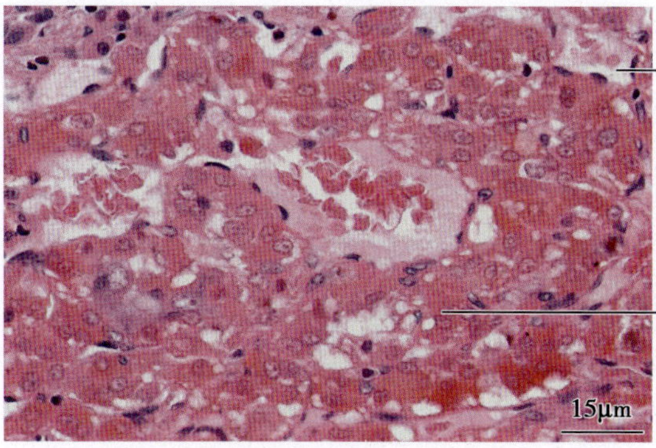

（4）

图 14-4　肾上腺　高倍

（1）球状带；（2）束状带；（3）网状带；（4）髓质

（2）束状带：细胞常为多边形，体积较大，胞质含有大量脂滴，染色浅，细胞界限不清。细胞索之间可见毛细血管。

（3）网状带：此带的细胞呈多边形，细胞较小，胞核与胞质染色较束状带深。在细胞索间也可见毛细血管。

2. 髓质　细胞体积较大，呈多边形，排列成索状或团状。细胞索间有毛细血管和管腔较大的中央静脉。还可见交感神经节细胞，胞体较大，核圆而染色浅，核仁明显。

四、垂　　体

方法：石蜡切片，H-E 染色。

目的：

1. 了解脑垂体各部的位置关系和结构特点。
2. 辨认远侧部的三种细胞。
3. 观察神经部的结构特点。

（一）肉眼观察

垂体的矢状切片为扁圆形。大部分染色较深，为远侧部；小部分染色较浅，为神经部；两者之间为中间部。

（二）低倍镜观察（图 14-5）

1. 远侧部　细胞多排列成团，其间有结缔组织分隔。细胞可分为嗜酸性细胞、嗜碱性细胞和嫌色细胞三种，相同细胞常聚集分布。

2. 中间部　狭长，可见大小不等的滤泡，腔内含有胶质。

3. 神经部　细胞成分少，主要由无髓神经纤维和神经胶质细胞构成。

（三）高倍镜观察（图 14-6）

1. 远侧部　辨认三种细胞。

（1）嗜酸性细胞：细胞较小，呈圆形或多边形；核圆形，染色较浅；胞质中含有嗜酸性颗粒，颗粒界限不清，胞质颜色较为均匀。

（2）嗜碱性细胞：较嗜酸性细胞略大；核圆形，染色较浅；胞质中含有嗜碱性颗粒。

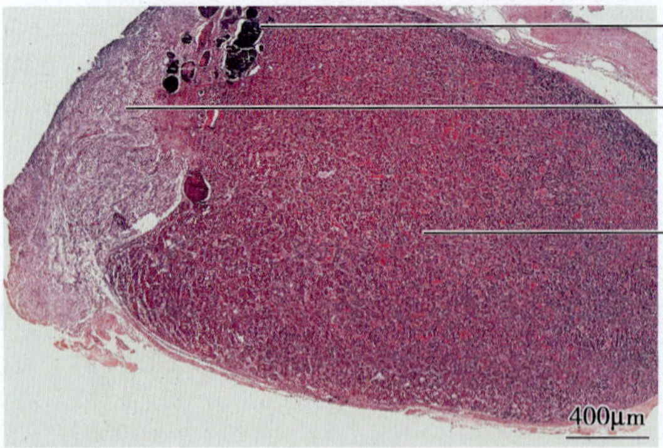

图 14-5 垂体 低倍

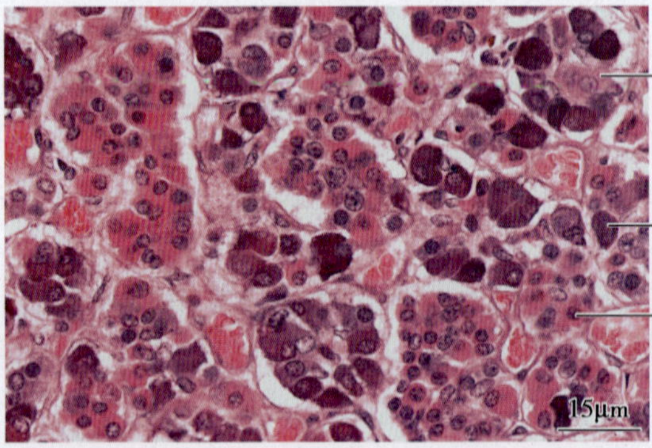

（1）

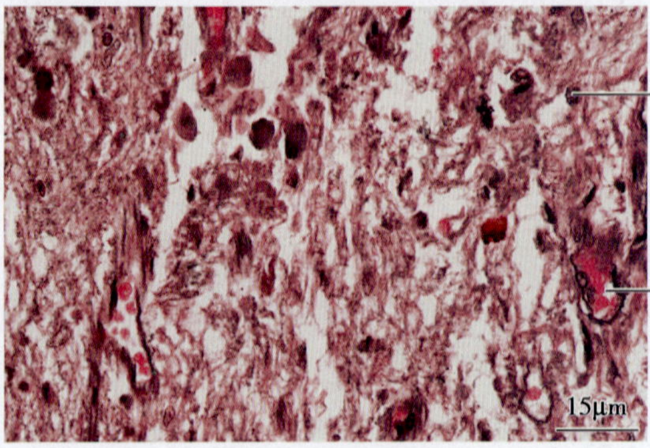

（2）

图 14-6 垂体 高倍

（1）远侧部；（2）神经部

（3）嫌色细胞：细胞数量较多，体积小，界限不清；核圆形；胞质较少，染色浅，不含颗粒。

以上三种细胞常聚集成团。细胞团间可见少量呈粉红色的胶原纤维和丰富的毛细血管。

2. 中间部 滤泡上皮细胞为单层立方或柱状，滤泡腔内有粉红色胶质。滤泡间有少量嫌色细胞和嗜碱性细胞。

3. 神经部

（1）无髓神经纤维：纤维较细，呈粉红色。

（2）神经胶质细胞：细胞核长圆形，染色较深。胞质着色较浅，不易辨别。

（3）赫林体：分布于神经纤维之间，大小不等，粉红色，呈不规则团块状。

示教内容

甲状腺滤泡旁细胞

方法：石蜡切片，镀银染色。

高倍镜观察：滤泡旁细胞存在于滤泡上皮细胞间或滤泡间结缔组织中，体积较大，胞质中有许多棕黑色嗜银颗粒（图14-7）。

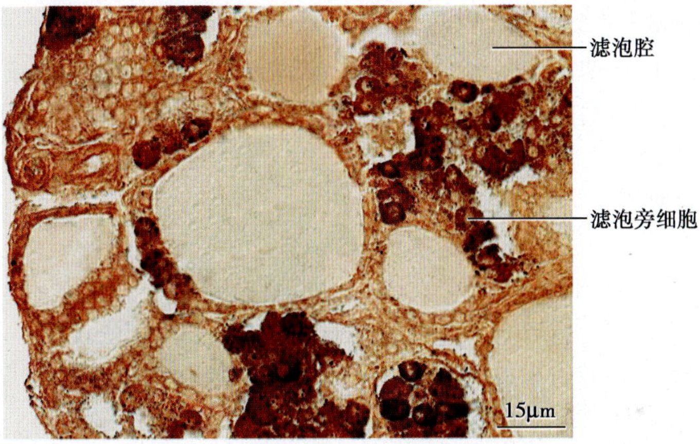

图14-7　甲状腺滤泡旁细胞　镀银染色

（王文奇）

第十五章　男性生殖系统

实验内容

一、睾丸和附睾

方法:火棉胶或石蜡切片,H-E 染色。

目的:掌握睾丸的结构。

(一) 肉眼观察

标本中大的半圆形切面是睾丸。在睾丸实质内,可见有染浅红色小梁状的结构,为睾丸纵隔伸入睾丸实质内的部分。在睾丸的一侧有一小卵圆形结构,为附睾。在睾丸和附睾表面均有被膜包裹。

(二) 低倍镜观察

睾丸

1. 被膜　由表面至内部观察:

(1) 鞘膜脏层:在最外表面,为单层扁平上皮。

(2) 白膜:较厚,由致密结缔组织构成,睾丸的后上缘,可见白膜增厚,为睾丸纵隔,纵隔向睾丸实质内延伸,将睾丸实质分隔成许多睾丸小叶。

2. 实质　睾丸小叶内,可见许多生精小管的断面。生精小管的基部有一层粉红色的基膜,基膜内有数层大小不同的细胞。在生精小管之间有疏松结缔组织,即睾丸间质。在睾丸的纵隔内有睾丸网,可见一些大小不等、形态不规则的管道为直精小管。

(三) 高倍镜观察

1. 生精小管

(1) 生精细胞:从基膜向腔面观察,可见不同发育阶段的生精细胞。

1) 精原细胞:位于基膜上,细胞呈圆形,体积较小;核圆形,着色深浅不等,有时可见核分裂象。

2) 精母细胞:由数层细胞组成。大部分为初级精母细胞,小部分为次级精母细胞。初级精母细胞体积较大,呈圆形;核较大呈圆形,染色质变为粗大的染色体交织排列。初级精母细胞位于精原细胞内侧,有时也位于近基膜处(切片的缘故)。次级精母细胞体积较小,结构与初级精母细胞相似,但位置靠近管腔。

3) 精子细胞:位置邻近腔面,由数层细胞组成。细胞呈圆形,体积较精原细胞小;核圆形,较小,核内染色质致密,故着色深。

4) 精子:位于腔面或腔内。精子头部嵌入支持细胞的顶部胞质中,一般为菱形或椭圆形,着色深;尾部呈淡粉红色,游离于生精小管腔内,多数精子尾部常被切断。

（2）支持细胞：位于生精细胞之间，细胞轮廓不清，只见胞核，核多呈三角形、椭圆形或不规则形，核内染色质少，着色浅，但核仁明显。

2. 睾丸间质细胞　位于生精小管之间的疏松结缔组织中，细胞体积较大，三五成群分布，细胞呈圆形或多边形，界限不清；核多偏于一侧，圆形、着色浅，核仁明显；胞质嗜酸性。

3. 直精小管　位于生精小管和睾丸纵隔交界处，管壁为单层柱状或立方上皮。

4. 附睾管　管壁为假复层纤毛柱状上皮，由两种细胞组成。一种是基细胞，位于基膜上，较小，一般只见胞核，为圆形。另一种是柱状细胞，细胞高柱状，核椭圆形，着色浅，细胞顶端有纤毛。固有层甚薄，其中有少量环行平滑肌纤维（图 15-1、图 15-2）。

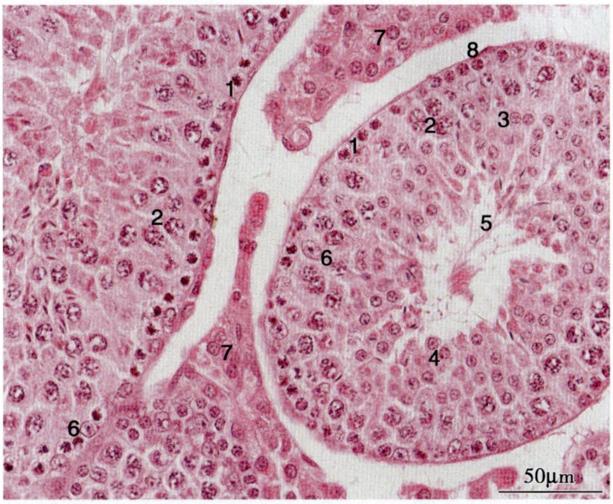

图 15-1　生精小管　高倍

1：精原细胞；2：初级精母细胞；3：次级精母细胞；4：精子细胞；5：精子；6：支持细胞；7：睾丸间质细胞；8：肌样细胞

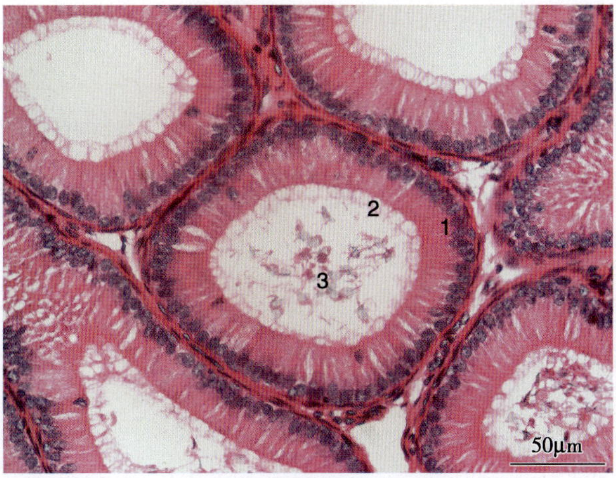

图 15-2　附睾管　高倍

1：假复层纤毛柱状上皮；2：纤毛；3：精子

二、前 列 腺

方法:石蜡切片,H-E 染色。

目的:了解前列腺的结构特点。

(一) 肉眼观察

标本为长条状,中间可见一月牙形的腔为尿道前列腺部。尿道的腹侧面染红色,为前列腺隔较厚的部分;尿道的背侧面染色浅,可见大小不等的腔隙,为前列腺的腺泡部分。

(二) 低倍镜观察(图 15-3)

1. 被膜及隔 结缔组织的被膜位于表面,并伸入腺实质构成支架组织。

2. 尿道前列腺部 尿道上皮为复层柱状。在尿道周围可见管腔为前列腺导管。

3. 腺泡 许多具有皱褶的管腔为腺泡。腔内分泌物凝固成大小不等呈粉红色圆形小体为凝固体,其钙化后形成结石。

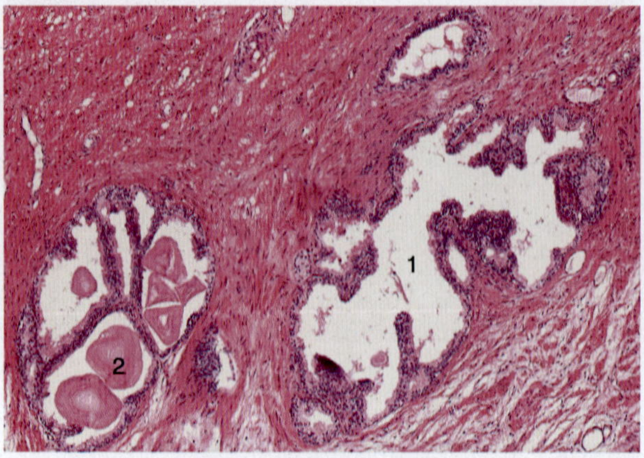

图 15-3 前列腺 低倍
1:腺泡;2:凝固体

(三) 高倍镜观察

腺泡上皮可为假复层柱状、单层柱状或单层立方上皮。腺泡间可见少量平滑肌纤维。

三、输 精 管

方法:石蜡切片,H-E 染色。

目的:了解输精管的结构。

(一) 肉眼观察

标本为圆形的管道,管壁较厚。

(二) 低倍镜观察

1. 黏膜 由上皮和固有层组成,壶腹部可形成许多皱褶结构,上皮矮柱状。

2. 肌层 可分为三层,平滑肌纤维呈内纵行、中环行和外纵行排列。

3. 外膜 由疏松结缔组织组成(图 15-4)。

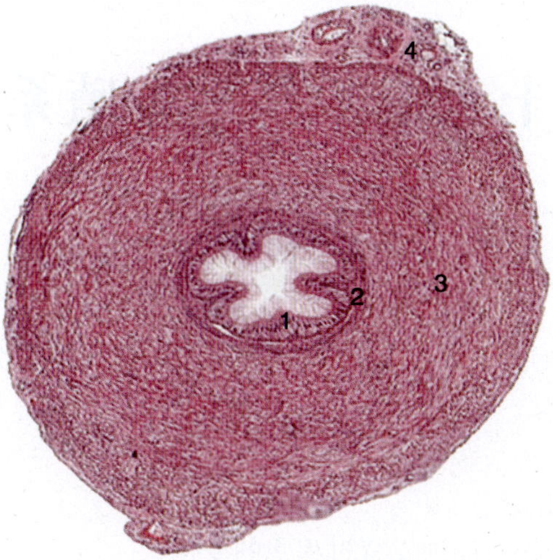

图 15-4　输精管　低倍

1:上皮;2:固有层;3:肌层;4:外膜

（刘向国）

第十六章　女性生殖系统

实验内容

一、卵　　巢

方法：石蜡切片，H-E 染色。

目的：了解卵巢的结构及卵泡发育过程中的变化。

（一）肉眼观察

切片略呈卵圆形。

1. 皮质　在卵巢周围，着色较深，其内可见大小不等的空泡，是发育中卵泡腔的切面。

2. 髓质　在卵巢中央，着色甚浅，有的切片标本若切到髓质一侧与卵巢系膜相连处即为卵巢门。

（二）低倍镜观察（必要时可结合高倍镜）

1. 被膜　包在皮质的外面，从表面至内部可见：①表面上皮：单层扁平或立方上皮。②白膜：由薄层致密结缔组织构成，细胞多，纤维少，梭形细胞较整齐地平行分布于卵巢表面（图 16-1）。

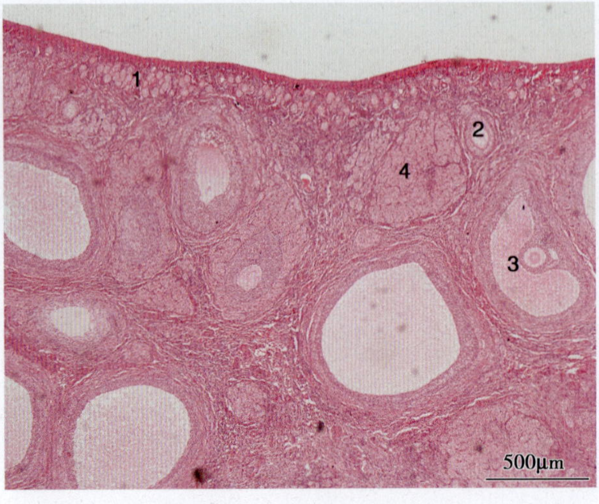

图 16-1　卵巢　低倍

1：原始卵泡群；2：初级卵泡；3：次级卵泡；4：间质腺

2. 皮质　占卵巢构造的大部分，由各发育阶段的卵泡，以及黄体、闭锁卵泡、间质腺和结缔组织组成。先重点观察各级卵泡（图 16-2 ~ 图 16-4）：

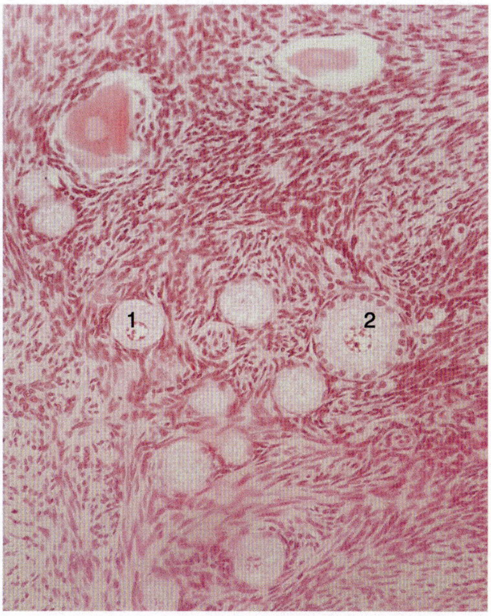

图 16-2　原始卵泡和初级卵泡　低倍

1：原始卵泡；2：初级卵泡

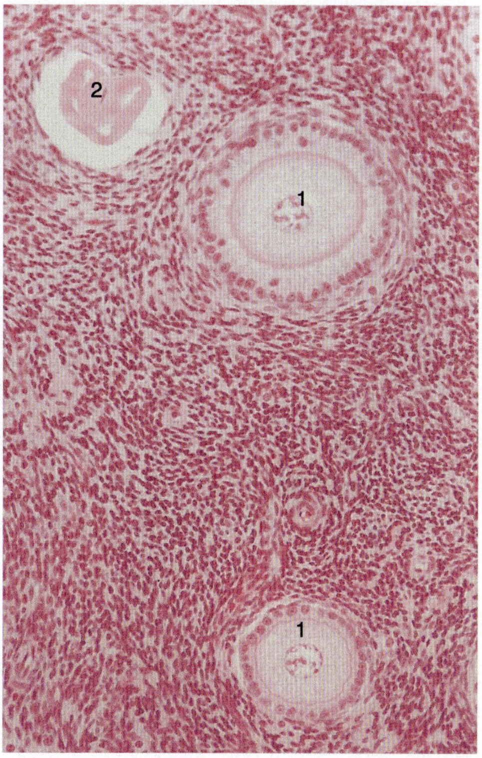

图 16-3　初级卵泡和闭锁卵泡　低倍

1：初级卵泡；2：闭锁卵泡

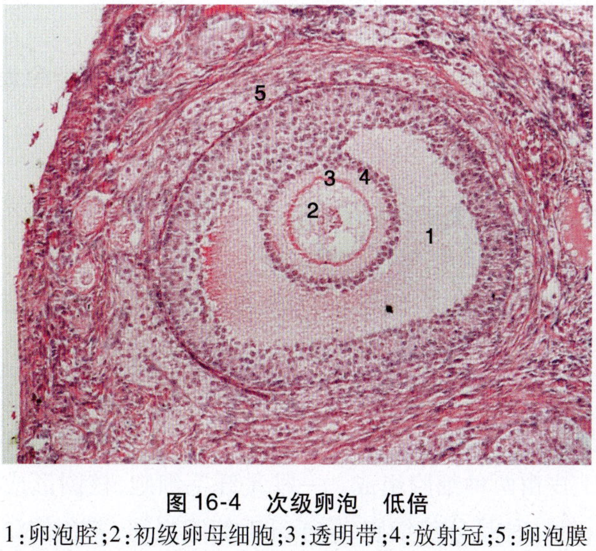

图 16-4　次级卵泡　低倍

1：卵泡腔；2：初级卵母细胞；3：透明带；4：放射冠；5：卵泡膜

(1) 原始卵泡:在皮质外缘,数量很多,由圆形的初级卵母细胞和其外方一层扁平的卵泡细胞组成,初级卵母细胞体积大,核和核仁都很明显,胞质中有粉红色的卵黄颗粒(经制片已不能分辨其颗粒状)。卵泡细胞间界限不易分清,只能见到其卵圆形胞核。

(2) 初级卵泡:体积增大。其中初级卵母细胞体积增大。卵泡细胞为单层立方、柱状或复层细胞。初级卵母细胞表面有一层嗜酸性均质样的结构为透明带。

(3) 次级卵泡:体积继续增大,初级卵母细胞可继续增大。卵泡细胞之间有大小不等的卵泡腔。有的卵泡腔已汇合成一大腔,此阶段卵丘形成。放射冠为一层柱状卵泡细胞,包在透明带之外,其胞质伸出突起呈辐射状排列。卵泡周围的结缔组织已形成卵泡膜。卵泡膜内层细胞,呈多边形或梭形,染色浅,细胞核为圆形或卵圆形;外层为较致密的结缔组织,形态与结构和周围结缔组织相似。

(4) 成熟卵泡:体积较次级卵泡大,但结构相似。标本中成熟卵泡很少。

(5) 闭锁卵泡:卵母细胞和卵泡细胞核退化固缩,进而细胞溶解消失。透明带弯曲皱缩、变性溶解,但溶解速度较慢,因而易在切片中见到。

(6) 间质腺:由闭锁卵泡的卵泡膜内层细胞形成。间质腺散在于结缔组织中,为大、小不等的上皮样细胞团,周围有结缔组织包裹。间质腺细胞较大,胞质中充满糖原、脂滴,故切片中胞质染色浅,细胞核圆形,位于细胞中央。

3. 髓质 由疏松结缔组织组成,内有许多大小不等的血管。在卵巢门附近可见少许平滑肌纤维。

二、输 卵 管

方法:石蜡切片,H-E 染色。

目的:了解输卵管的结构及其与功能的关系。

(一) 肉眼观察

输卵管的横切面略呈圆形,染色较深部分为黏膜,周围较浅的为肌层,肌层外侧为外膜。

(二) 低倍镜观察

1. 黏膜 皱褶较多,黏膜上皮为单层柱状,可见纤毛细胞,上皮下方是固有层由薄层结缔组织构成,其中含有血管和少量平滑肌纤维。

2. 肌层 由平滑肌纤维组成,内层环行、外层纵行二层,纵行肌纤维排列分散,其间充满结缔组织和血管。

3. 外膜 单层扁平上皮被覆在管壁最外面,上皮下方为结缔组织。

(三) 高倍镜观察

输卵管的柱状上皮由两种细胞组成。一种是纤毛细胞,核圆形或椭圆形,染色较浅,细胞游离面有纤毛;另一种是分泌细胞,位于纤毛细胞之间,着色较深,游离面无纤毛,核呈长圆形,染色深(图 16-5)。

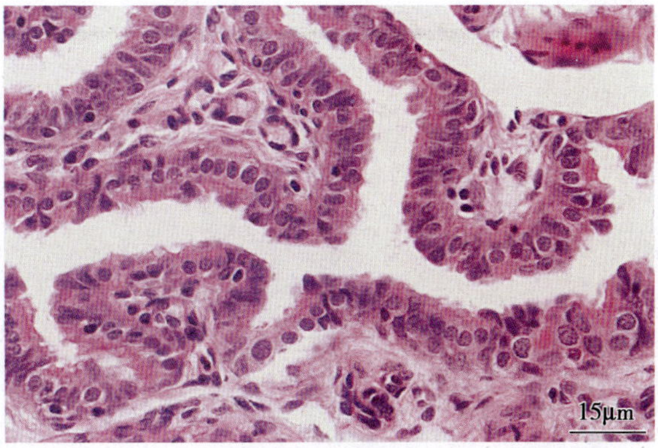

图 16-5 输卵管

三、子 宫

方法:石蜡切片,H-E 染色。

目的:了解子宫的结构及子宫内膜的结构变化特点。

(一) 增生期

1. 肉眼观察 切片标本为长条状,呈蓝紫色部为子宫内膜,其余大部分呈粉红色较厚的为肌层。

2. 低倍镜观察

(1) 内膜 表面上皮为单层柱状。固有层由富含血管和基质细胞的结缔组织构成。细胞较多,纤维较少,子宫腺为管状,数量较少。内膜的功能层与基底层无明显的分界。功能层着色较浅;基底层接近肌层,着色深。

(2) 肌层 较厚,平滑肌纤维分布零散,不能明显地分层。在平滑肌纤维间有结缔组织和血管。

(3) 外膜 较薄,标本中间皮常易脱落。

3. 高倍镜观察

(1) 内膜上皮为单层柱状,其中纤毛细胞数量少,分泌细胞数量多。

(2) 固有层较厚,为幼稚结缔组织,未分化的基质细胞数量多,为梭形;核为卵圆形或梭形,着色浅。细胞间的结缔组织纤维在普通染色标本常不易显示。

子宫腺在内膜增生期数量少,而且腺体较直。腺上皮为单层柱状,有的腺上皮可出现假复层现象。螺旋动脉位于子宫腺之间的结缔组织中,为成群分布的小动脉横切面(图 16-6)。

(二) 分泌期

1. 低倍镜观察 与增生期相比,子宫内膜增厚。固有层中子宫腺数量增加。功能层的腺体弯曲,腺腔扩大,腔内有分泌物,基底层的子宫腺为斜切或横切面,腺体较直。固有层的结缔组织中因组织液增加而呈水肿状态,故可见细胞分散,静脉和毛细血管扩张,细胞之间的间隙加大。

2. 高倍镜观察

(1) 基质细胞:为梭形或星形,表面有突起,细胞核为卵圆形、圆形,染色浅,胞质为

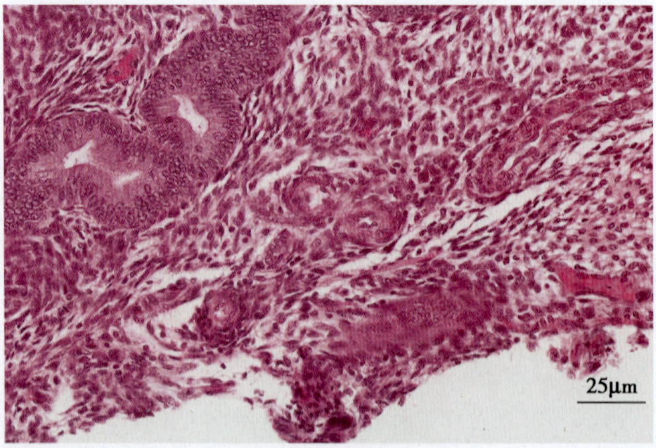

图 16-6 子宫增生期

嗜酸性。

（2）子宫腺：数量增加，腺体弯曲，腺腔扩大，有的腺腔中可见分泌物，呈粉红色。腺上皮为单层柱状，上皮细胞可见核下空泡或核上空泡，顶端胞质边缘不整齐，表示分泌物已排空。

（3）螺旋动脉：位于腺体之间的结缔组织中。一般为成群分布的小动脉横切面。

（4）在固有层的结缔组织中，常见毛细血管和浆细胞等（图 16-7）。

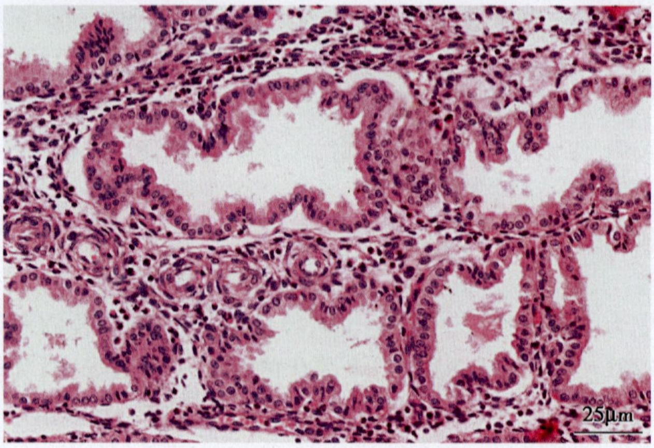

图 16-7 子宫分泌期

四、乳　　腺

方法：石蜡切片，H-E 染色。

目的：观察静止期乳腺和授乳期乳腺的结构特点。

（一）静止期乳腺

1. 肉眼观察　切片为不规则形，呈粉红色的组织为结缔组织，其中有许多呈蓝紫色的小团块组织是乳腺腺泡和导管组成的小叶。

2. 低倍镜观察　静止期乳腺中结缔组织很多,其中可见血管和大量脂肪细胞。乳腺小叶较分散,此期腺泡和导管不易区分。

在切片标本一侧可见到少量骨骼肌纤维,为胸大肌部分。

3. 高倍镜观察

(1) 导管　管腔大,管壁有一层立方细胞,或由复层上皮构成。

(2) 腺泡　腔较小或无管腔的断面,管壁细胞无序排列呈团(图 16-8)。

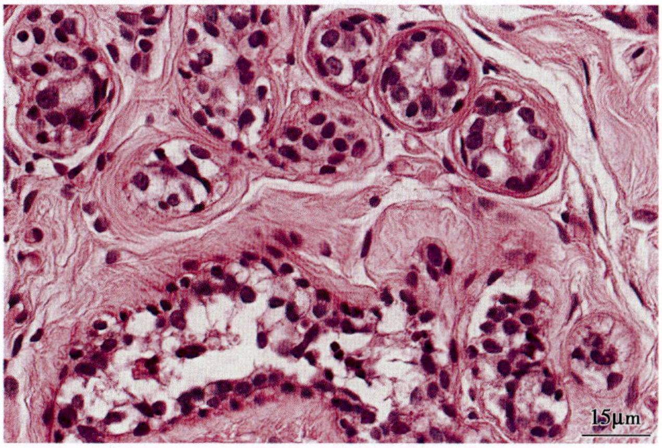

图 16-8　静止期乳腺

(二) 授乳期乳腺

1. 低倍镜观察　授乳期乳腺小叶间结缔组织少,腺泡多,腔大,内有呈紫红色的乳汁。小叶内或小叶间有较大的导管。

2. 高倍镜观察

(1) 腺泡:切片中可见不同分泌状态的腺泡。分泌前的腺泡上皮细胞呈高柱状,核上的胞质呈破碎状态,或呈浅色泡沫状,为腺泡上皮分泌状态。而多数腺泡上皮为分泌后的状态,腺上皮呈立方形或扁平形。腺腔中含有乳汁,染红色的是乳汁中的蛋白质成分,白色空泡状的是乳汁中的脂滴。

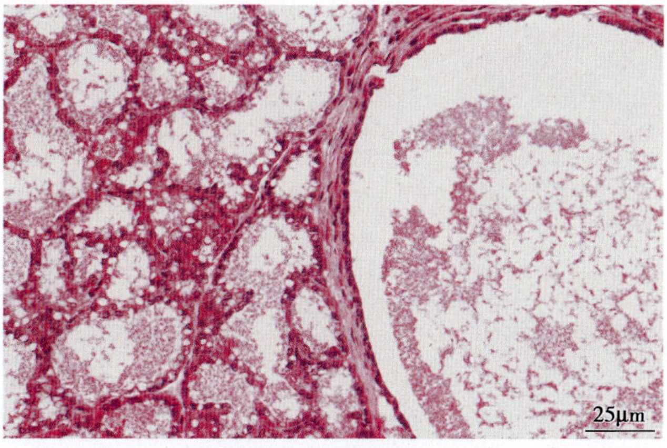

图 16-9　授乳期乳腺

（2）导管：管腔比腺泡腔大，位于小叶间或小叶内。小叶内导管上皮为单层立方或柱状。小叶间导管上皮为复层柱状（图 16-9）。

示教内容

黄 体

方法：石蜡切片，H-E 染色。

目的：分辨黄体的两种细胞。

低倍镜观察：黄体一侧可见结缔组织包裹。颗粒黄体细胞位于黄体中央，体积大，多边形；核为圆形，位于细胞中央，核仁清楚；胞质染色浅。膜黄体细胞位于黄体周边，细胞较小；胞质染色深，嗜酸性，呈红色；核为圆形，位于细胞中央（图 16-10）。

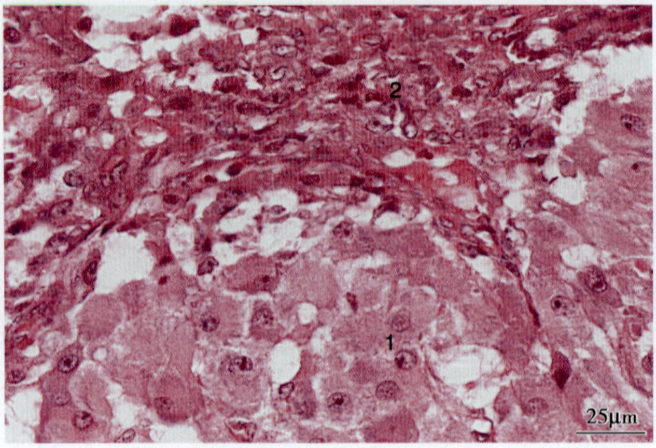

图 16-10 黄体
1：颗粒黄体细胞；2：膜黄体细胞

（何才姑）

下篇 胚胎学

第十七章 胚胎学绪论

人体胚胎发育是一个复杂多变的过程,其主要特点是动态演变(时-空关系),理解起来比较困难。胚胎学实验的重要性主要体现在可弥补理论授课的不足。

基于胚胎学的学科特点——时-空关系抽象,不易获取标本,又强调各种形态结构的动态演变过程,故实验课中,通过观察胚胎模型、光镜切片及整装标本、实物标本、图解、照片及视频等,以便更深入理解胚胎发育过程中的主要结构及其演变过程。

一、胚胎模型等的观察方法

1. 首先明确所观察的胚胎教具(模型、标本、切片等)处于胚胎发育的时间段或时间点,然后着重观察胚胎的形态结构特点及不同时间点的变化规律;有些结构变化极其迅速,因此观察胚胎教具时必须结合其胚胎发育的时间。

2. 观察胚胎教具时,尤其要注重三维立体结构,全方位去观察。例如,观察胚胎模型时首先全面观察其外部形态结构;在此基础上取掉(或打开)胚胎模型的外部结构,再观察胚胎体内的结构特点;将观察到的外部结构和内部结构结合起来,还原胚胎的整体立体结构。

3. 观察胚胎教具时,注重追踪原有结构或新出现结构的来龙去脉。

4. 学用结合,将课堂教学内容与所观察的胚胎教具相结合,理解其所以然,思考若发育异常可导致何种结果。

二、胚胎学实验中的注意事项

1. 爱护胚胎教具　在观察胚胎教具和胚胎标本时,要注意轻拿轻放。观察时,应用双手托住胚胎教具,以免损坏;严禁倾斜、放倒或倒置、振荡标本瓶,以免固定液流出、混浊,影响对标本的保存和观察。

2. 物归原位　如需从标本架或标本柜中取出标本观察,在观察之后一定要放回原处,不要乱放。

3. 勿大声喧哗　实验过程中保持安静。

4. 清洁卫生。

(赵舒武)

第十八章　胚胎学总论

示 教 内 容

一、受　精

目的:掌握受精卵的结构特点。

1. 受精卵模型　此为受精卵模型,为一大而圆的细胞(图18-1)。

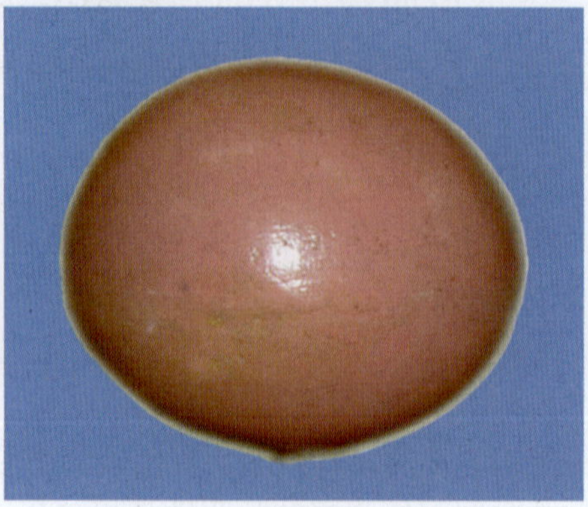

图18-1　受精卵模型

2. 受精卵光镜图(低倍)　在低倍镜下可见雌原核、雄原核已形成,外包有透明带和放射冠及部分卵泡细胞(图18-2)。

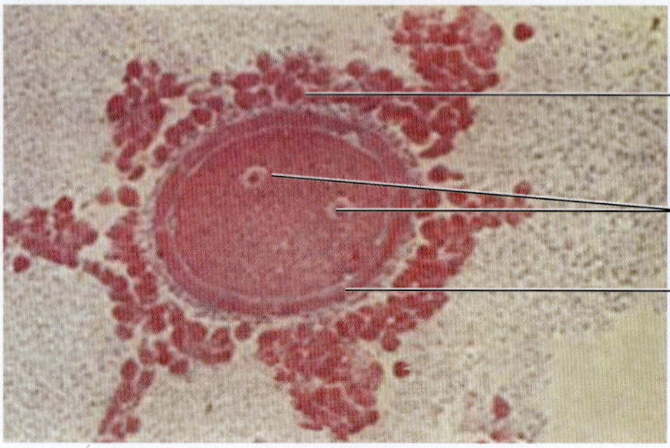

图18-2　受精卵　低倍

3. 受精卵光镜图(高倍)　在高倍镜下可见雌原核、雄原核已靠拢,局部核膜融合,受精卵形成,其外包有透明带(图 18-3)。

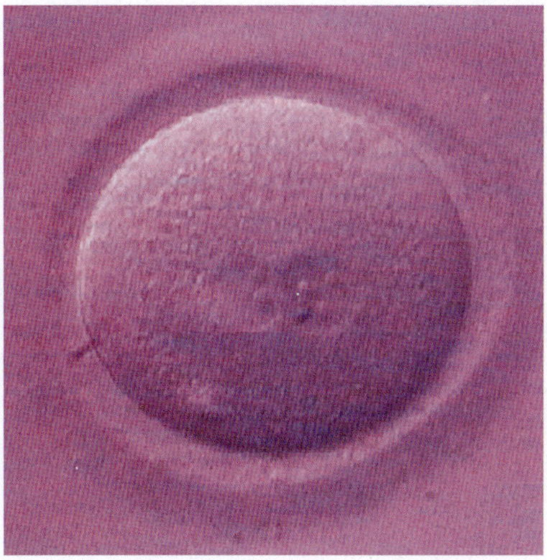

图 18-3　受精卵　高倍

二、人胚早期发生

目的:掌握卵裂的特点,胚泡的结构,植入和二胚层胚盘、三胚层胚盘形成的基本过程,了解中轴器官的建立。

1. 卵裂模型　此模型是受精卵进入卵裂期,时间约为受精后 30 小时,受精卵开始卵裂为两个卵裂球。其中一个分化为滋养层,另一个主要分化形成胚体部分(图 18-4)。

2. 卵裂(二细胞期)　显微镜下可见受精卵已卵裂为两个卵裂球,为二细胞期。其外有透明带包绕(图 18-5)。

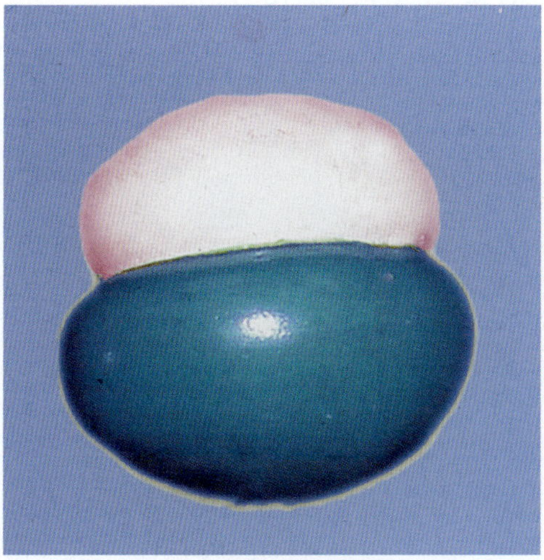

图 18-4　卵裂模型

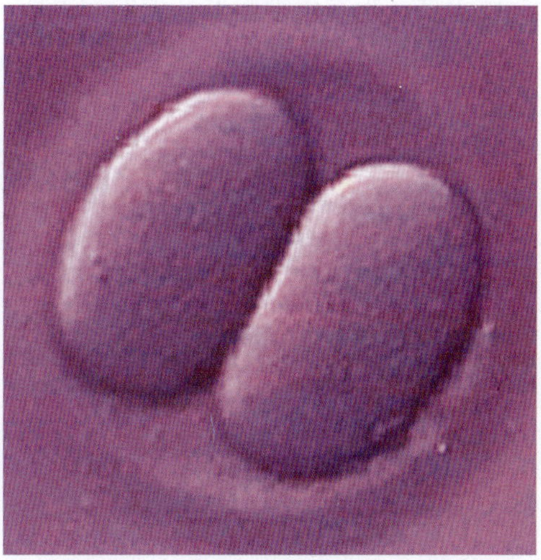

图 18-5　卵裂(二细胞期)　高倍

3. 卵裂(多细胞期) 显微镜下可见此胚由多个卵裂球构成,随着卵裂球数量的增多,卵裂球渐变小。其外仍有透明带包绕(图 18-6)。

4. 桑葚胚模型 此模型为桑葚胚,由 10~12 个球形的卵裂球构成。是受精卵反复分裂所形成的细胞团。时间在受精后 3 天左右(图 18-7)。

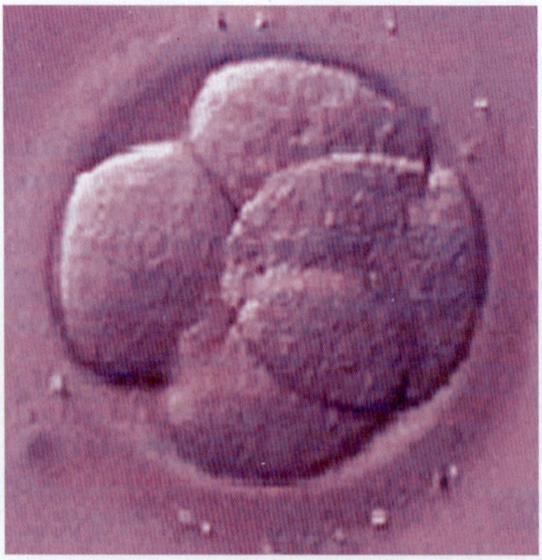

图 18-6 卵裂(多细胞期) 高倍

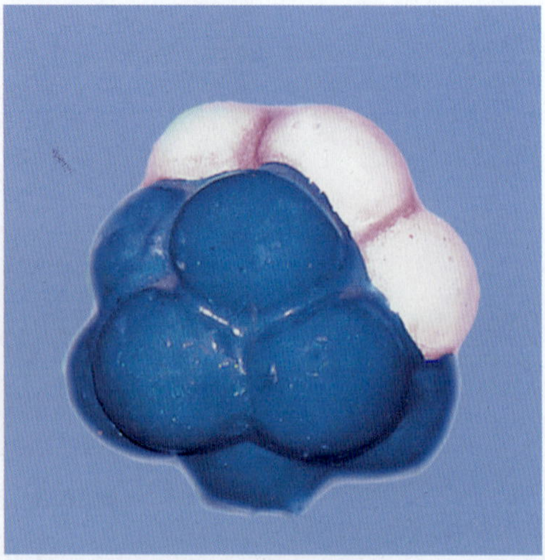

图 18-7 桑葚胚模型

5. 桑葚胚 显微镜下可见此胚由 10~12 个卵裂球构成,随着卵裂球数量的增加,卵裂球体积越来越小。其外仍有透明带包绕。此时为实心胚(图 18-8)。

6. 早期胚泡模型 此模型是早期胚泡。卵裂球间出现小的腔,形成胚泡腔;一侧白色的细胞群,称内细胞群;外侧一层深色的细胞称滋养层(图 18-9)。

7. 胚泡模型 此模型是胚泡,此时的胚已进入子宫腔。胚泡腔逐渐增大,其一侧有许多经卵裂所形成的粉红色小细胞,聚集成团形成内细胞群,包围胚泡腔的一层深色小细胞为滋养层。附在内细胞群外侧的滋养层为胚端(极)滋养层(图 18-10)。

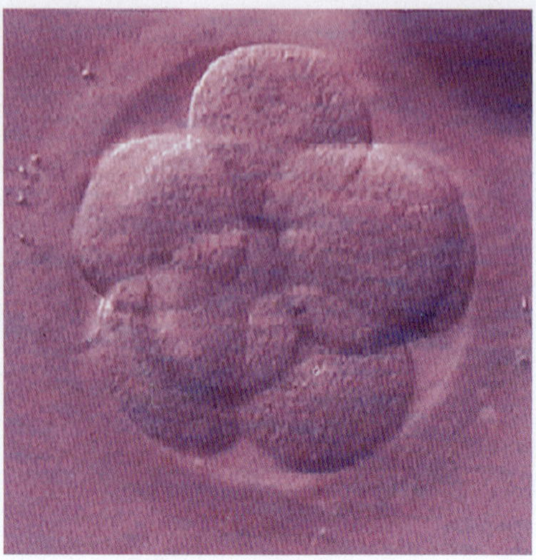

图 18-8 桑葚胚 高倍

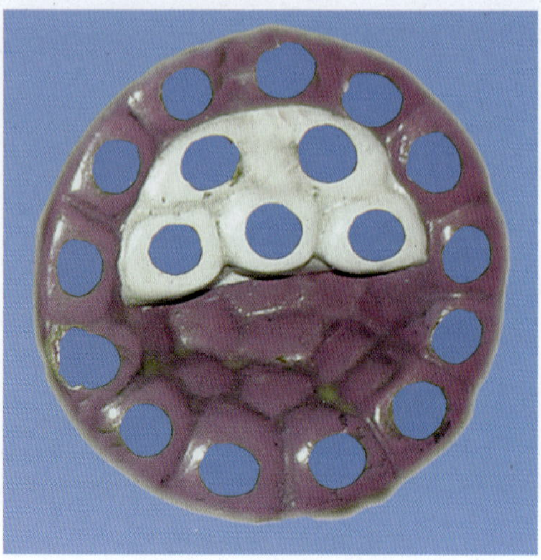

图 18-9 早期胚泡模型

8. 二胚层模型　此模型演示植入中的胚(图 18-11)。胚端(极)滋养层细胞迅速增殖分化,形成合体滋养层和细胞滋养层,合体滋养层内可见滋养层陷窝。内细胞群中靠近胚泡腔形成一层立方形细胞(黄色细胞),称初级内胚层(下胚层)。内细胞群其余的细胞排列形成蓝色的初级外胚层(上胚层)。上胚层与下胚层相贴形成胚盘(二胚层)。蓝色的腔称羊膜腔,黄色的腔称卵黄囊。

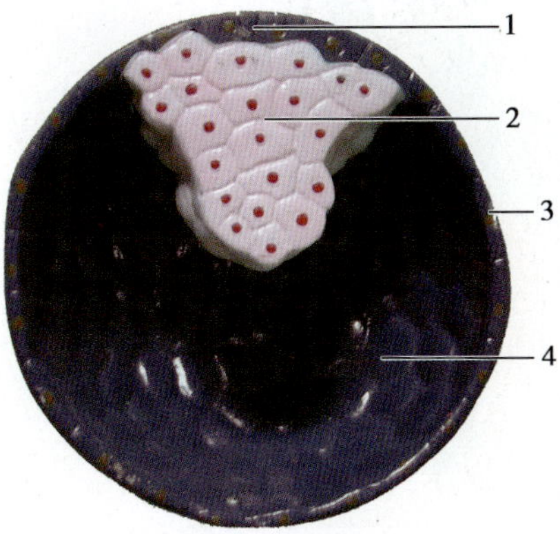

图 18-10　胚泡模型

1:胚端(极)滋养层;2:内细胞群;3:滋养层;4:胚泡腔

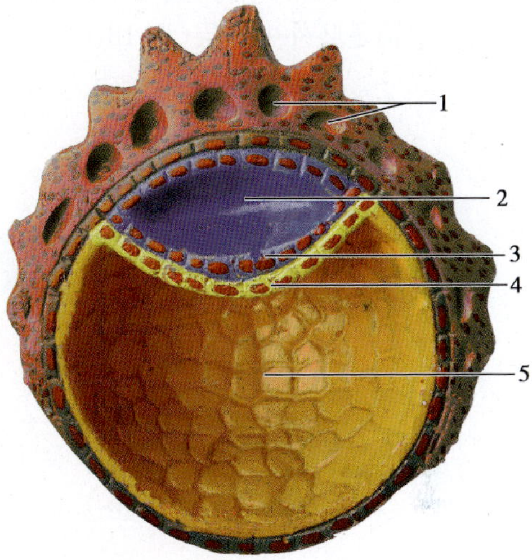

图 18-11　二胚层的胚模型

1:滋养层陷窝;2:羊膜腔;3:上胚层;4:下胚层;5:卵黄囊

9. 三胚层模型　此模型为三胚层的胚盘(图 18-12),外形呈头大尾小的盘状,由内胚层(黄色)、中胚层(红色)、外胚层(蓝色)三层结构组成。胚盘中轴线尾侧部的细胞增生所形成的原条,清晰可见,原条上有凹陷的原沟,外胚层头端可见增生凹陷的神经沟,两侧与外胚层接连处隆起,为神经褶(白色)。

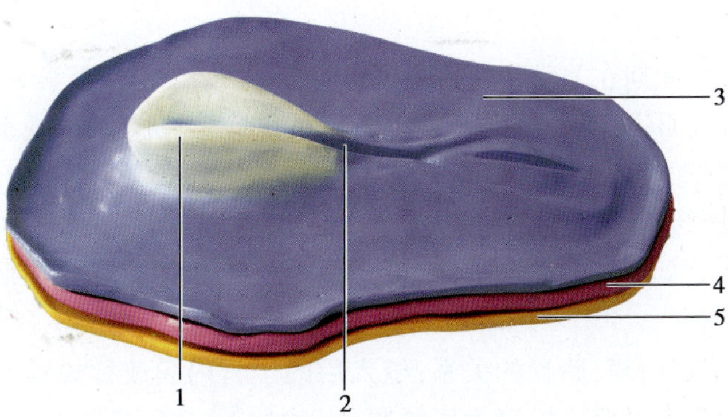

图 18-12　三胚层胚盘模型

1:神经褶;2:神经沟;3:外胚层;4:中胚层;5:内胚层

三、胎膜与胎盘

目的:了解胎膜与胚胎发生的关系,并掌握胎盘的结构特点。

1. 卵黄囊模型 取下模型外侧的胚外中胚层,可见卵黄囊壁有许多血岛(呈粉色),致使卵黄囊表面有隆起,凹凸不平。胚尾部有尿囊管呈管状突入体蒂内。体蒂另一端附在绒毛膜上,绒毛膜上长有数支绒毛,绒毛膜由胚外中胚层和滋养层发育而成,绒毛周围是滋养层,中轴是胚外中胚层(图 18-13)。

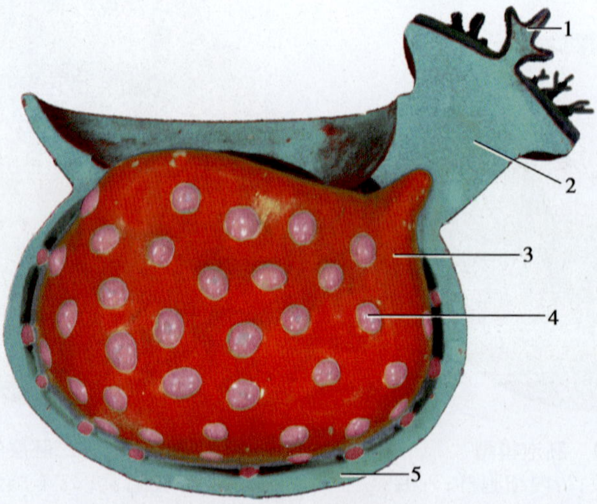

图 18-13 卵黄囊模型

1:绒毛;2:体蒂;3:卵黄囊;4:血岛;5:胚外中胚层

2. 胎膜、胎盘与发育中的胚胎模型 此模型为妊娠期子宫的纵切面显示子宫内的胚体外形、胎膜、胎盘与子宫内膜的关系(图 18-14)。子宫壁由外向内为:外膜、肌膜和内膜。此时内膜称蜕膜,从蜕膜与胎儿的位置关系辨认底蜕膜、包蜕膜和壁蜕膜。

重点观察以下几方面:

(1) 胚体外形:此期在羊膜腔内的胚体渐演变呈"C"字形。至第 8 周末时,胚胎的躯干变直,头颈部渐分明;头部逐渐抬起,眼、耳、鼻、颜面逐渐形成,出现上、下肢芽;脐带明显。在头部口咽膜前方可见有一隆起,叫作心包隆起。

(2) 胚体与原始脐带:胚体通过原始脐带与胎盘相连,可见脐带内有脐动脉、脐静脉、退化的卵黄囊、尿囊等。脐带一端连于在羊膜腔内生长发育的胚体,另一端连于胎盘。

(3) 胚体与子宫内膜、胎盘的关系:植入后的子宫内膜改称蜕膜。覆盖在胚体表面的蜕膜为包蜕膜,胚体深部的蜕膜为底蜕膜(基蜕膜),子宫其余部分的蜕膜为壁蜕膜。随着胚胎体积的增大,子宫腔渐变小。可见丛密绒毛膜与之相接触的底蜕膜共同发育形成的胎盘。胎盘的胎儿面有绒毛干、游离绒毛、绒毛间隙及母体面的胎盘隔等结构。

通过观察模型,明确胚体外形的特征变化,脐带内容物、子宫蜕膜、绒毛干、绒毛、胎盘隔、绒毛间隙的位置和相互之间的关系。思考母体与胎儿之间的血液循环特点,母体与胎

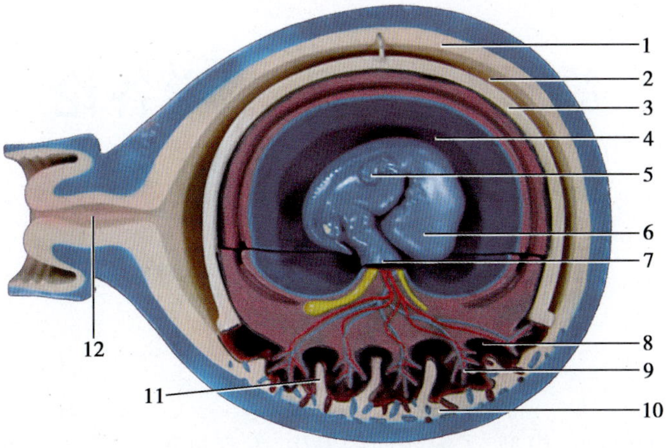

图 18-14　子宫内的胚体模型

1:壁蜕膜;2:子宫腔;3:包蜕膜;4:羊膜腔;5:上肢芽;6:头;7:脐带;8:绒毛间隙;9:绒毛;10:底蜕膜;11:胎盘隔;12:子宫颈

儿之间的物质交换要通过哪些结构,有何意义。

（刘黎青）

第十九章　胚胎学各论

示教内容

一、颜面的发生

目的：通过观察标本、模型，了解颜面的发生、发育过程，并结合模型了解常见先天性畸形的形成原因及其与临床表现之间的关系。

1. 颜面的发生　此套模型由5个模型组成（图19-1-1～19-1-5），是受精后第4～8周内的5个不同时间点的人胚颜面，分别叙述如下：

（1）图19-1-1为人胚第4周的颜面模型。由正面观，颜面由胚体头端的5个突起组成。位于头端的圆形隆起为额鼻突（由于脑泡膨大以及腹侧间充质增生而形成）；位于额鼻突尾侧（下方）的较短小的浅蓝色部分为左右上颌突；左右下颌突是口凹下方的深蓝色部分，由于较早即开始向中线生长，故已接近融合。上颌突和下颌突是第1鳃弓腹侧份分叉形成的。这5个突起围绕的一个宽大的长形凹陷，称口凹，也称原始口腔。封闭口凹底的口咽膜为黄蓝相间部分。当口咽膜破裂后，原始口腔与原始咽相通。由侧面观，主要能看到鳃弓，是呈背腹方向、左右对称弓状隆起，由于6对鳃弓从头端到尾端先后发生，此模型明显可见5对鳃弓，前4对鳃弓明显（第5对不久退化消失），第6对很小，故此模型不

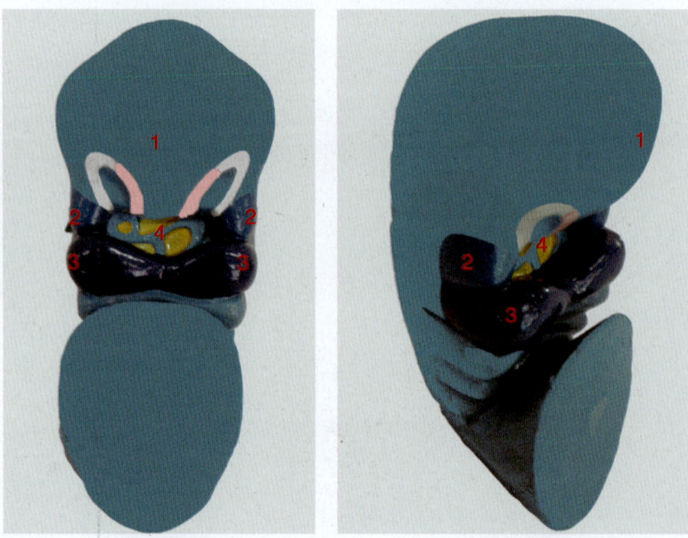

正面观　　　　侧面观

图19-1-1　颜面的发生模型　胚第4周

1：额鼻突；2：上颌突；3：下颌突；4：口凹

能明显见到。浅蓝色上颌突和深蓝色下颌突已分开。相邻鳃弓之间的条形凹陷称为鳃沟。

（2）图19-1-2为人胚第5周的颜面模型。由正面观，颜面仍由5个突起组成，头端的额鼻突下方的鼻板明显已分化出内侧鼻突和外侧鼻突，它们向中线生长靠拢（由于脑泡快速膨大，脑体积变大而致）。左、右上颌突部分较第四周（图19-1-1）变长；左右下颌突已基本融合；因此口凹从一个宽大的长形凹陷横向变窄，纵向变扁，即口裂变小。由侧面观，主要能看到鳃弓，此模型明显可见第2鳃弓向尾侧生长，已遮盖第3鳃弓，第4、第6鳃弓能见到。相邻鳃弓之间的鳃沟可见。头侧面视杯已出现。

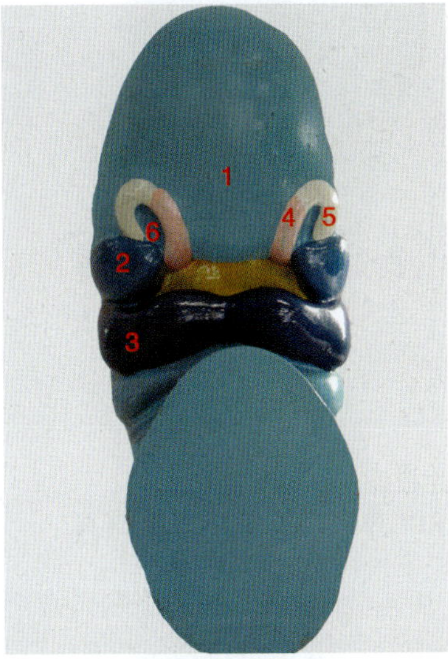

正面观

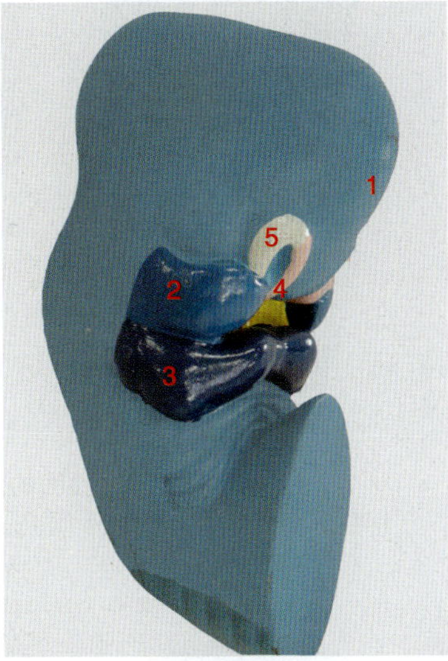

侧面观

图19-1-2 颜面的发生模型 胚第5周

1:额鼻突;2:上颌突;3:下颌突;4:内侧鼻突;5:外侧鼻突;6:鼻窝

（3）图19-1-3为人胚第6周的颜面模型。由正面观，较第5周颜面额鼻突下方的鼻板分化出的内侧鼻突、外侧鼻突更加向中线生长靠拢，左右上颌突部分更长；左右下颌突在中线已完全融合；口裂继续变小。由侧面观察主要能看到头侧面视杯已向中线生长靠拢。

（4）图19-1-4为人胚第7周的颜面模型。由正面观，较第6周颜面粉色的内侧鼻突在中线愈合并向下生长，形成人中和上唇的正中部分；与向中央发展、呈淡蓝色的左、右上颌突融合则形成上颌和上唇的外侧部。左、右上颌突与内侧鼻突的愈合，使鼻窝与口凹相通的细沟被封闭。白色的外侧鼻突向中线生长靠拢，分别与左、右上颌突融合后，形成鼻翼和鼻的外侧壁。左、右下颌突在中线已完全融合，发育形成下颌和下唇。视杯已由侧面移到腹侧面。由侧面观，主要能看到生长迅速的第2鳃弓，向头端生长将第一鳃沟及外耳推向侧上方；向尾端则越过并覆盖第3、4、6鳃弓，最后和下方的心上嵴在中线愈合。

（5）图19-1-5为人胚第8周的颜面模型。由正面观，颜面初具人貌，额鼻突的上部发育形成前额，下缘正中部分组织呈嵴状增生，形成鼻梁和鼻尖（蓝色部分）。粉色的内

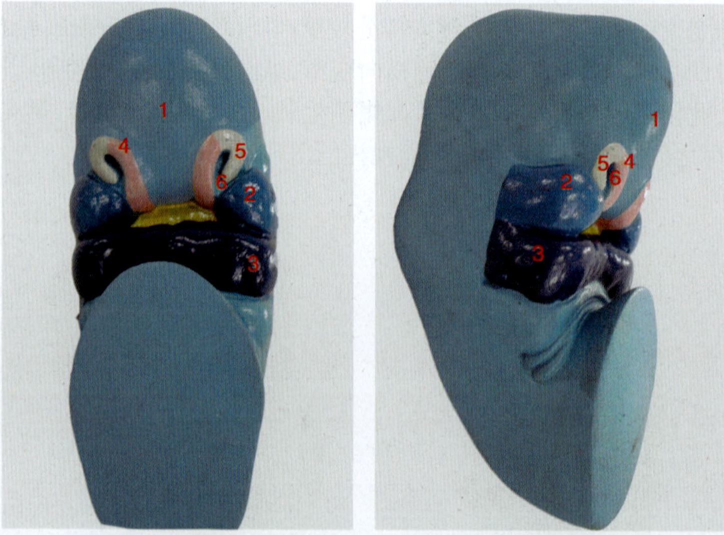

正面观　　　　侧面观

图 19-1-3　颜面的发生模型　胚第 6 周

1:额鼻突;2:上颌突;3:下颌突;4:内侧鼻突;5:外侧鼻突;6:鼻窝

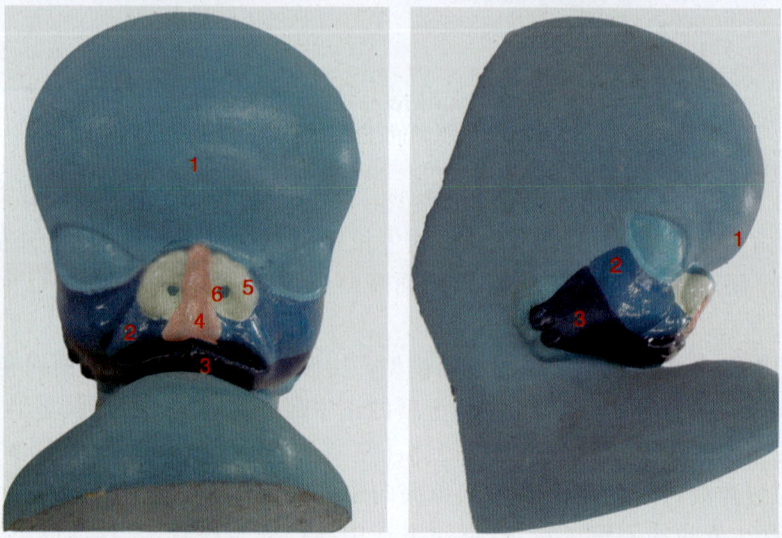

正面观　　　　侧面观

图 19-1-4　颜面的发生模型　胚第 7 周

1:额鼻突;2:上颌突;3:下颌突;4:内侧鼻突;5:外侧鼻突;6:鼻窝

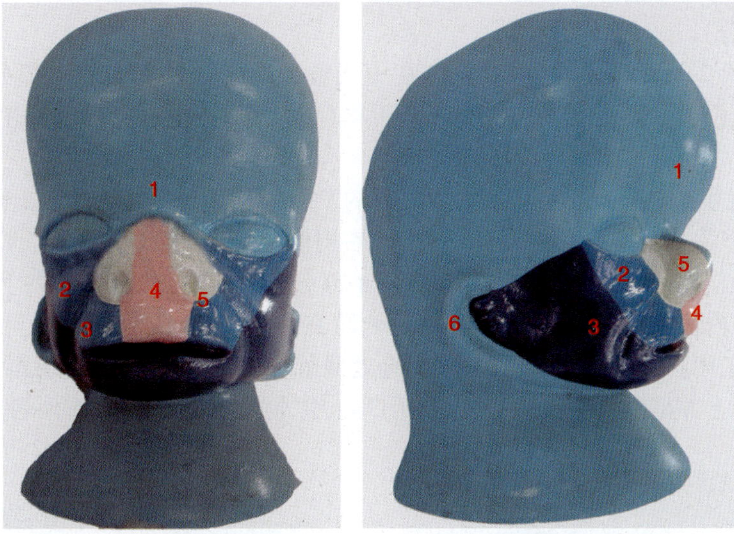

正面观　　侧面观

图 19-1-5　颜面的发生模型　胚第 8 周

1:额鼻突;2:上颌突;3:下颌突;4:内侧鼻突;5:外侧鼻突;6:耳

侧鼻突形成的人中和上唇的正中部分、与淡蓝色的左、右上颌突形成的上颌、上唇的外侧部,还有白色的外侧鼻突形成的鼻翼和鼻的外侧壁、左、右下颌突形成的下颌和下唇均已成型。随着鼻外部结构的形成,原来向前方开口的鼻窝转向下方,形成外鼻孔。由侧面观,主要能看到耳廓(由第 1 鳃沟周围间充质增生形成,最初位置较低),随着下颌与颈的发育被推向背上方较高位置。此时还可见由第 1 鳃沟演变的外耳道。

2. 舌的发生　此套模型由两个模型组成(图 19-2-1、图 19-2-2),是人胚第 4 周以后的两个不同时间点人舌发生模型,分别叙述如下:

(1) 图 19-2-1:舌体的原基为左、右下颌突内侧面细胞增生形成的 3 个突起。前面一对较大的红色的为外侧舌突,后方正中一个较小的蓝色的是奇结节。舌根的原基为联合

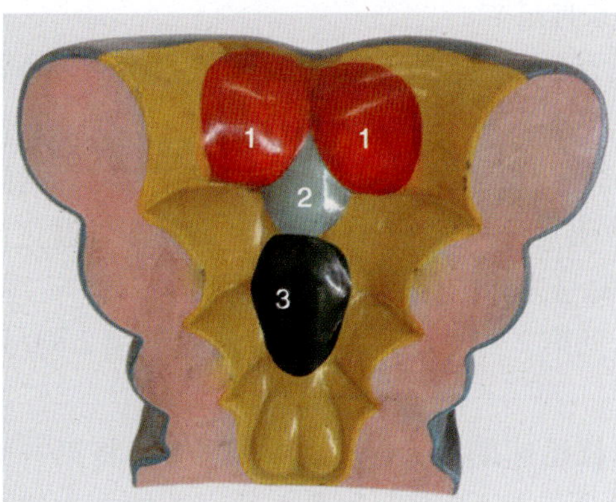

图 19-2-1　舌的发生模型　胚第 4 周末

1:外侧舌突;2:奇结节;3:联合突

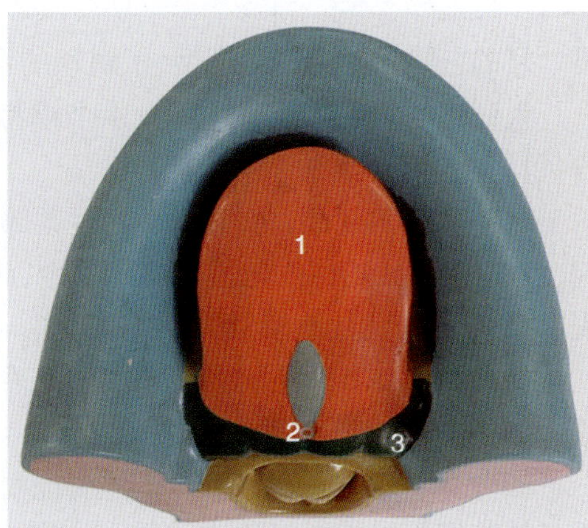

图 19-2-2　舌的发生模型　胚第 20 周

1:舌体;2:舌盲孔;3:舌根

突，是第 2 ~4 对鳃弓腹内侧咽底中部间充质增生而突向咽腔形成的，其前部发育为舌根（墨绿色的部分）。

（2）图 19-2-2：侧舌突因生长迅速，在中线愈合形成舌体前面的大部分（红色的）。奇结节仅形成位于舌盲孔前方的一小部分舌体（蓝色的）。墨绿色的舌根由联合突前部发育形成。舌体与舌根的愈合线形成 V 字形界沟，沟顶点即舌盲孔。

3. 腭的发生 此模型显示胚第 6 周时腭的发生（图 19-3）。由正面观，颜面橘红色部分是愈合的左、右内侧鼻突。正中腭突是左、右内侧鼻突愈合后，向原始口腔内长出一短小的突起（橘红色），它将演化为腭前部的一小部分。深蓝色部分是左、右上颌突的内侧面向原始口腔内长出的一对长形突起，即外侧腭突，它们向中线生长愈合，形成腭的大部分，其前缘与正中腭突愈合，两者在正中交会处残留一孔，即切齿孔。由顶面观，正中腭突和外侧腭突的上方是原始鼻腔，下方为原始口腔，腭形成于两者之间，将两者分隔开。

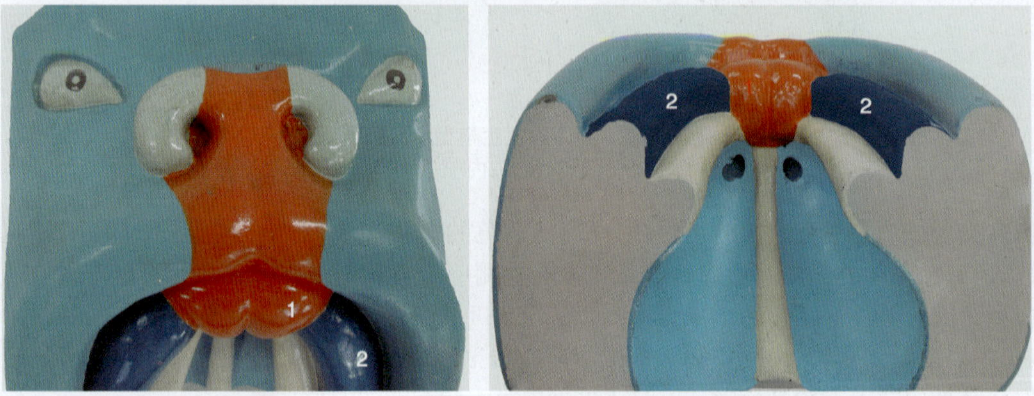

A 正面观　　B 口腔顶面观

图 19-3 腭的发生模型 胚第 6 周

1：正中腭突；2：外侧腭突

二、颈的发生

目的：通过观察标本、模型，了解颈的发生、发育过程。

人胚颈的发生 此套模型由 4 个模型组成，展示人胚第 4 周以后颈的形成过程（图 19-4）。

（1）人胚第 4 周：由侧面观，此时颈部主要能看到鳃弓，呈背腹方向、左右对称弓状隆起，由于 6 对鳃弓从头端至尾端先后发生，此模型明显可见前 4 对鳃弓（第 5 对不久退化消失），第 6 对很小，故此模型不能明显见到。相邻鳃弓之间的条形凹陷称鳃沟。

（2）人胚第 5 周：由侧面观，能明显看到可见第 2 鳃弓向尾侧生长，已遮盖第 3 鳃弓，第 4、第 6 鳃弓尚能见到，还未被遮盖。

（3）人胚第 6 周：由侧面观，主要能看到生长迅速的第 2 鳃弓，向头端生长将第一鳃沟及外耳推向侧上方；向尾端则越过并覆盖第 3、4、6 鳃弓，最后和下方的心上嵴在中线愈合。颈部基本成形。

（4）人胚第 8 周：由侧面观，随着食管、气管的伸长和心脏位置的下降，心上嵴和鳃弓

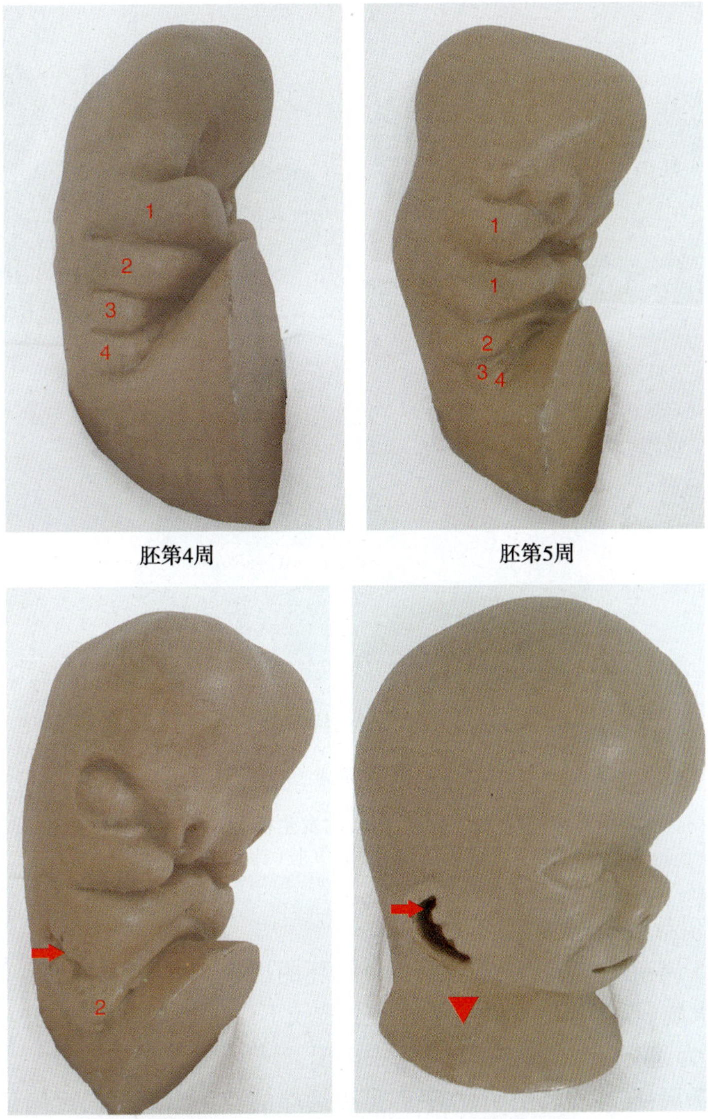

胚第4周　胚第5周

胚第6周　胚第8周

图 19-4　颈的发生模型侧面观

1～4:第 1～4 鳃弓

➡ 外耳道　▼ 颈部形成

的不断生长,颈部逐渐延长成形。

三、四肢的发生

目的:通过观察标本、模型,了解四肢的发生、发育过程。

人胚四肢的发生模型　受精后第 4～8 周内的 3 个不同时间点的人胚四肢的发生模型(图 19-5)。

(1) 胚第 4 周末:胚体左、右外侧体壁上先后出现两对小突起,即上肢芽和下肢芽,由

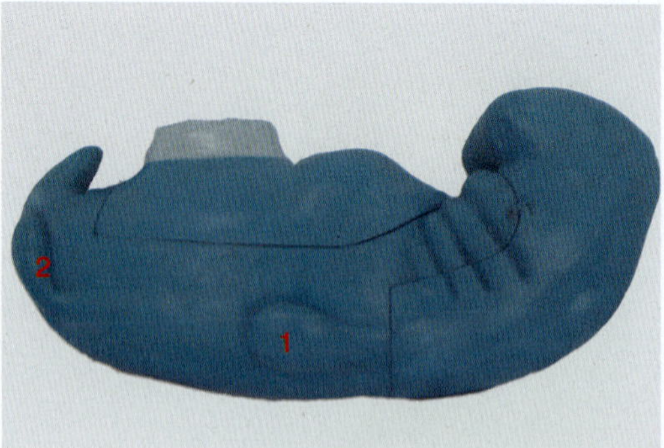

胚第4周末

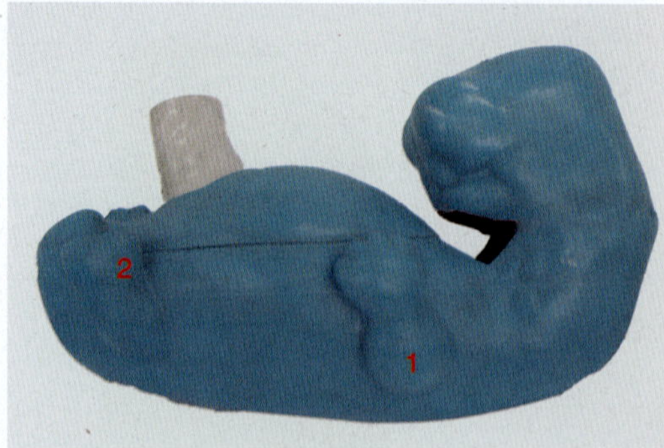

胚第5周末

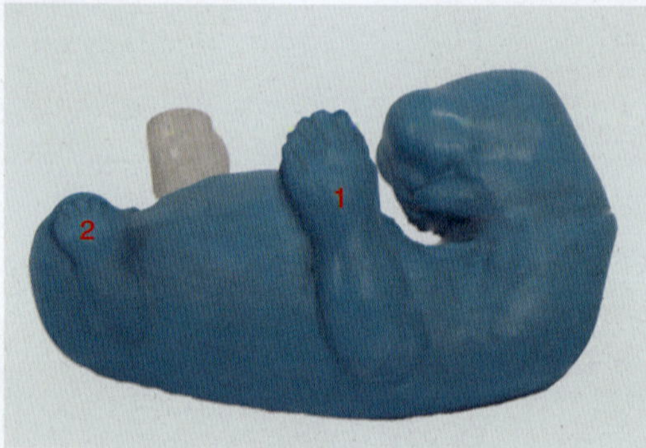

胚第7周末

图 19-5 四肢的发生模型
1:上肢(芽);2:下肢(芽)

深部增殖的中胚层组织和表面外胚层组成。

(2) 胚第 5 周:肢芽逐渐增长变粗,因收缩环的出现,上肢芽被分为上臂、前臂和手,下肢芽被分为大腿、小腿和足。模型中可见上肢较下肢生长发育快,较长,手已由最初的扁平桨板状,变为远端出现四条纵沟,足尚未出现。

(3) 胚第 7 周:肢芽增长更明显,手和足板远端的四条纵沟已向近侧延伸,手板和足板遂呈蹼状;当手指、足趾间蹼膜先后消失时,手指和足趾形成。

四、消化系统的发生

(一) 原始消化管的形成和分化

目的:了解原始消化管的形成和分化。

人胚发育的第 3 周,随圆柱形胚体的逐渐形成,卵黄囊顶部的内胚层被包入胚体内形成原始消化管,其头段称前肠,尾段称后肠,与卵黄囊相连的中段称中肠(图 19-6)。以后相继发育为消化、呼吸系统的各种器官。

(二) 消化管和消化腺的发生

目的:了解消化管和消化腺的发生以及常见先天性畸形。

1. 观察正常发生模型 喉气管憩室背侧的前肠将形成食管,食管尾侧的前肠稍膨

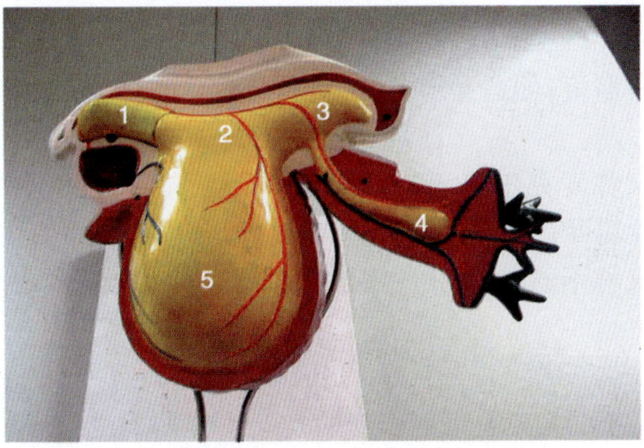

图 19-6　人胚第 4 周
1:前肠;2:中肠;3:后肠;4:尿囊;5:卵黄囊

大,将来分化形成胃。前肠末端腹面内胚层增生形成一隆起称肝憩室,它是肝和胆囊的原基(图 19-7)。

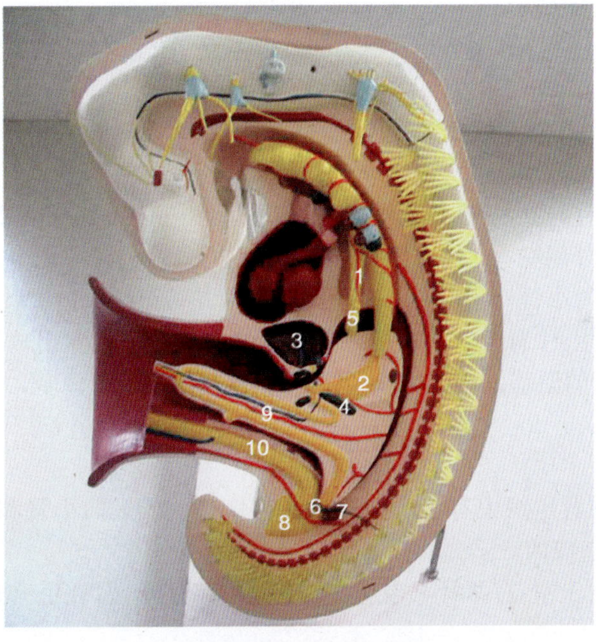

图 19-7　人胚第 4 ~8 周
1:喉气管憩室;2:胃;3:肝憩室;4:胰芽;5:肺芽;6:输尿管芽;7:生后肾原基;8:泄殖腔;9:中肠袢;10:尿囊

（1）胃的发生:胃的背侧壁形成胃大弯,腹侧壁形成胃小弯。

（2）肠袢的分化:肠管迅速延长,形成中肠袢,突入脐带内的胚外体腔中,肠袢顶端连有卵黄蒂,在肠袢尾支上有一囊状膨大,为盲肠憩室,成为盲肠和阑尾的原基。

（3）肝、胆及胰的发生:肝憩室末端分为头、尾两支,头支在横膈中迅速生长,形成肝脏,并开始由横膈突入腹膜腔;尾支形成胆囊;肝憩室的近段分化为胆总管;前肠末端内胚层增生长出背胰及腹胰。

2. 先天性畸形

（1）脐粪瘘：又称脐瘘，卵黄囊未退化，回肠与脐之间残留一瘘管所致。生后可见脐部有粪溢出。

（2）回肠憩室：又称麦克尔憩室，由于卵黄囊蒂近端未退化所致。可见肠壁上段回盲部有囊状突起，其顶端可有纤维索与脐相连。

（3）肛门闭锁：又称不通肛，是由于肛膜未破或在肛凹与直肠之间有结缔组织相隔。

五、呼吸系统的发生

目的：了解呼吸系统的发生及可能出现的先天性畸形。

1. 观察正常发生模型 原始咽尾端底壁内胚层向腹侧凹陷形成一纵沟称喉气管沟，此沟随后加深，形成盲囊，即喉气管憩室，是气管及肺的原基，喉气管憩室的上端发育为喉，中段发育为气管，末端膨大，形成两个分支，称肺芽（图 19-7）。左、右肺芽分别形成左、右支气管和左、右肺。喉气管憩室位于食管的腹侧，两者之间的间充质称气管食管隔。

2. 先天性畸形 气管食管瘘：因气管食管隔发育不良，导致气管和食管分隔不完全，两者之间有瘘管。

六、泌尿系统的发生

目的：了解前肾、中肾和后肾的发生及其常见的先天性畸形。

1. 观察正常发生模型

（1）前肾和中肾的发生：在体节外侧生肾节（间介中胚层）处，可见数对横行小管，称前肾小管，前肾小管的外侧端弯向尾侧相互连接形成前肾管。前肾尾侧生肾索内分化出约 80 对中肾小管，每条中肾小管外侧端连通中肾管，中肾管尾侧末端开口于泄殖腔的侧壁。

（2）后肾的发生：中肾管末端在接近泄殖腔处向背侧头端发出输尿管芽，为输尿管、肾盂、肾盏和集合管的原基，包裹输尿管芽的帽状结构为生后肾原基，为肾小管、肾小囊的原基（图 19-7）。

2. 先天性畸形

（1）多囊肾：在肾组织中有大小不等的囊泡。是由于远曲小管和集合管未接通，尿液在肾小管内积聚造成的。

（2）马蹄肾：由于左、右两肾下端连在一起呈“U”字形，肾在上升过程中受阻于肠系膜下动脉根部所致。

七、循环系统的发生

（一）原始心血管系统的建立

目的：了解原始心血管系统的建立及组成。

原始心血管系统示意图：此示意图展示早期人胚原始心血管系统，可显示心管及与其相连的原始血管。

位于胚体上部腹侧的是一对心管（红色膨大），心管的头侧有数对弓动脉；走行于原始消化管背侧的一对背主动脉，沿途向腹侧发出数对卵黄动脉和一对脐动脉、向背侧发出

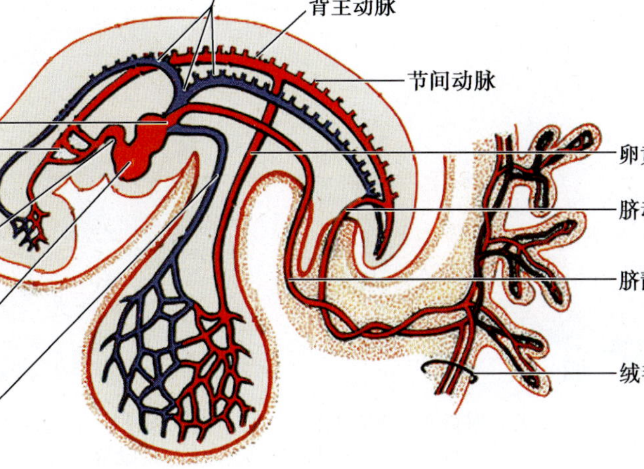

图 19-8　原始心血管系统示意图

许多成对的节间动脉；一对前主静脉和一对后主静脉分别汇合成左、右总主静脉、一对脐静脉及一对卵黄静脉，均回流入心管尾端的静脉窦。

（二）心脏的发生

目的：熟悉原始心脏的形成和心脏外形的建立过程。

模型Ⅰ：此模型为心管腹面观，相当于胚胎 22 天（图 19-9）。

此模型中的心管出现三个膨大，由头端向尾端依次为心球、心室和心房。心球头侧为动脉干；心房尾端的膨大称静脉窦，静脉窦的左、右两角分别与两侧的左、右总主静脉、脐静脉和卵黄静脉相通。

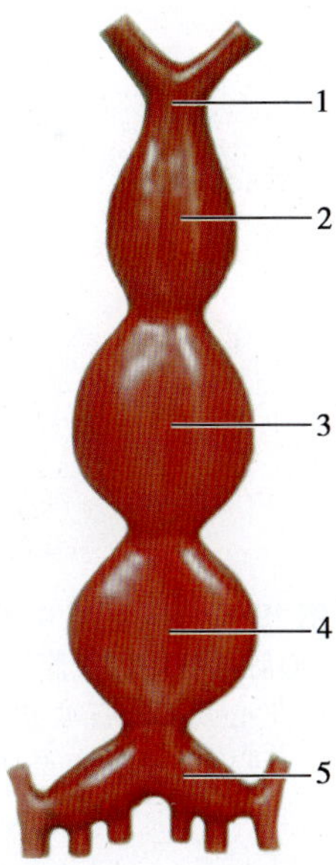

图 19-9　人胚 22 天心脏外形（腹面观）

1：动脉干；2：心球；3：心室；4：心房；5：静脉窦

模型Ⅱ：此模型为心管腹面观，约相当于胚胎发育 25 天（图 19-10）。

此模型中，心球与心室间的弯曲突向右侧，心管渐演变为一立体“S”形。心球渐转向背右侧，心室渐向腹侧转位，心房渐向背侧转位。

模型Ⅲ：此模型为心管的腹面观，约相当于胚胎发育 35 天（图 19-11）。

此模型中可见，随着心管的继续生长，心房向背、向头侧生长，心室向腹、向尾侧生长。心球则位于心房腹面，心房背面有食管。因背、腹两侧均受限制，心房只能向左、右两侧扩大，在心球两侧形成两个囊状的心房。

（三）心脏内部的分隔

目的：熟悉心脏内部分隔的过程及常见畸形的形成原因。

模型Ⅳ：此模型展示心房和心室的分隔的初起，约相当于人胚胎发育第 4 周末（图 19-12）。

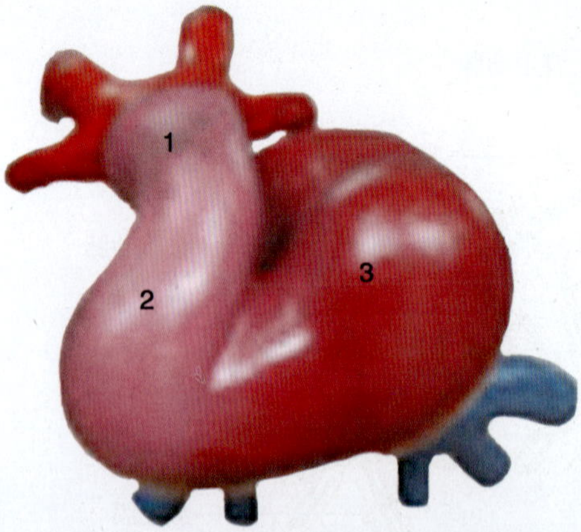

图 19-10 人胚 25 天心脏外形(腹面观)
1:动脉干;2:心球;3:心室

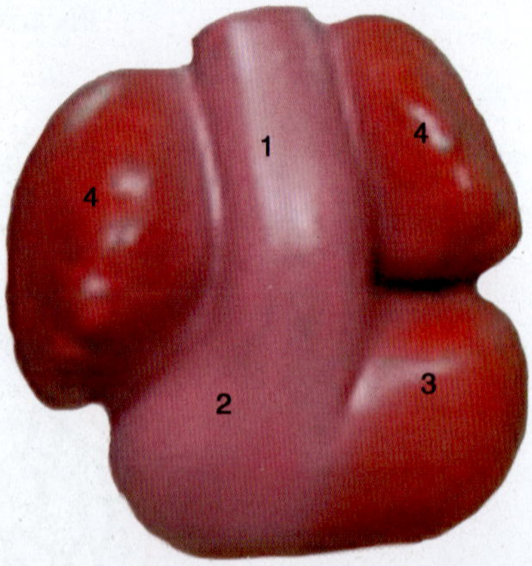

图 19-11 人胚 33 天心脏外形(腹面观)
1:动脉干;2:心球;3:心室;4:心房

此模型为心脏的冠状切面,由腹面观察。心房的头端背侧壁的中线处发生的第一房间隔(浅蓝色)正在向心内膜垫(红色)的方向生长,其下缘与心内膜垫之间留有一孔,称第一房间孔。心室底壁心尖处正在发生肌性隔膜。

模型Ⅴ:此模型展示心房和心室的分隔进行中,约相当于人胚胎发育第 5 周末(图 19-13)。

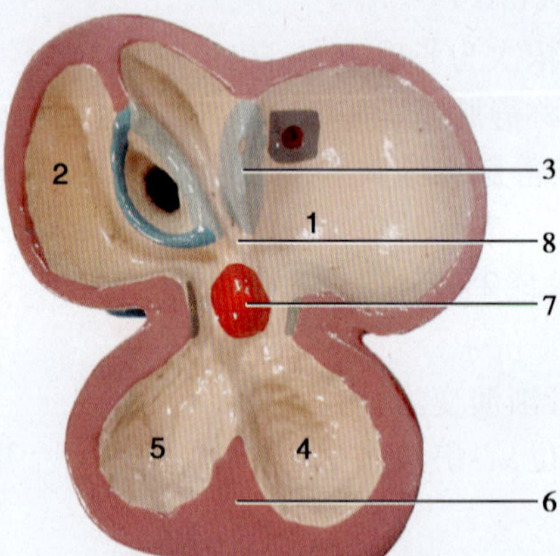

图 19-12 人胚第 4 周末心脏内部分隔(心脏冠状切面 腹面观)
1:左心房;2:右心房;3:第一房间隔;4:左心室;5:右心室;6:肌性隔膜;7:心内膜垫;8:第一房间孔

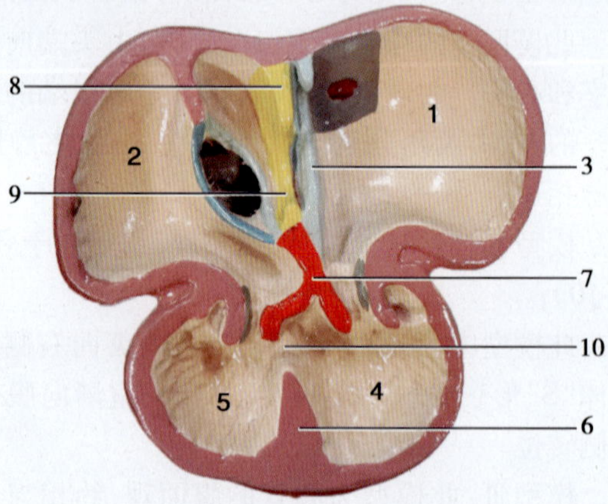

图 19-13 人胚第 5 周末心脏内部分隔(心脏冠状切面 腹面观)
1:左心房;2:右心房;3:第一房间隔;4:左心室;5:右心室;6:室间隔肌部;7:心内膜垫;8:第二房间隔;9:卵圆孔;10:室间孔

此模型切去了心脏的腹侧半,由腹面观察。第一房间隔中央穿孔形成第二房间孔,同时其右侧的腹侧壁形成新月形的第二房间隔(黄色)。第二房间隔遮盖第二房间孔,但在第二房间隔与心内膜垫之间仍留有一卵圆形孔,称卵圆孔,恰与第二房间孔错位重叠。室间隔肌部上缘凹陷处与心内膜垫之间留有一孔,称室间孔。

模型Ⅵ:此模型展示心脏内部分隔已基本完成,约相当于人胚胎发育第 7 周末(图 19-14)。

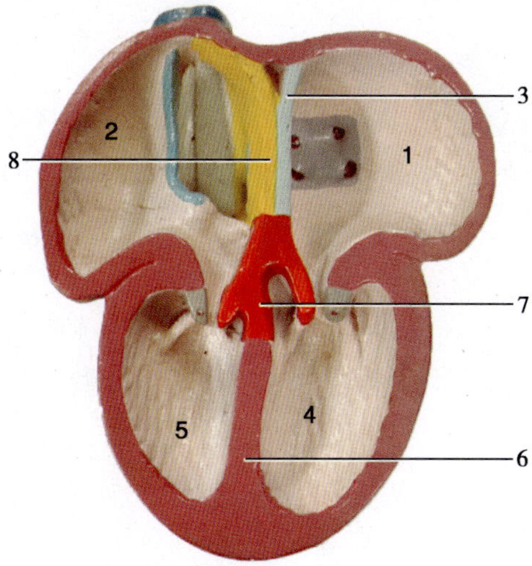

图 19-14　人胚第 7 周末心脏内部分隔(心脏冠状切面　腹面观)

1:左心房;2:右心房;3:第一房间隔;4:左心室;5:右心室;6:室间隔肌部;7:室间隔膜部;8:第二房间隔

此模型切去了心脏的腹侧半,由腹面观察。右心房可见上腔静脉入口,左心房见四个肺静脉入口,右心房的血液可冲开较薄的卵圆孔瓣,通过第二房间孔进入左心房。心室的分隔已经完成,室间孔由室间隔膜部(红色)封闭。

八、神经系统的发生

(一) 脑的发生

目的:了解脑的初步发生过程以脑室的演变。

脑泡和脑曲形成示意图:图 19-15 从不同角度显示脑泡和脑曲,约相当于人胚胎 28 天。

左侧图为左侧面观,显示神经管头端依次形成前脑泡、中脑泡和菱脑泡;在中脑部出现凸向背侧的头曲(又称中脑曲),在脑和脊髓之间形成凸向背侧的颈曲。右侧的矢状切面图切去了神经管的左侧半,左侧面观:可见前脑侧壁的翼板(黄色)和中脑、菱脑及脊髓前段腹侧的基板(粉色)及其背侧的翼板(黄色)。右侧额状切面图切去了神经管的腹侧半,腹侧面观:可观察到前脑两侧突出,形成左右一对视泡;前脑包括视泡的侧壁几乎均为翼板(黄色);中脑至脊髓腹侧侧壁为基板(粉色)。

脑泡的初步分化和脑室演变示意图:此示意图显示脑泡的初步分化及脑室的演变,相当于胚胎发育第 5 周(图 19-16)。

图中左侧为正中矢状切面、左侧面观,前脑泡头端向右侧膨大,形成右侧端脑泡(黄色),前脑泡尾端形成间脑,菱脑泡演变为头侧的后脑和尾侧的末脑。右侧为额状切

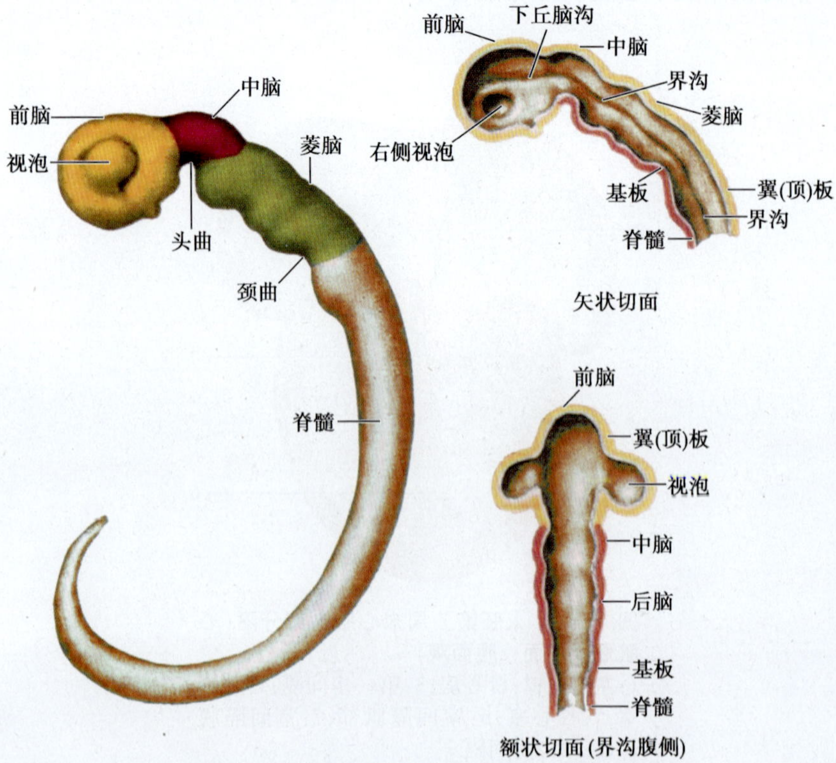

图 19-15 人胚 28 天脑泡和脑曲形成示意图

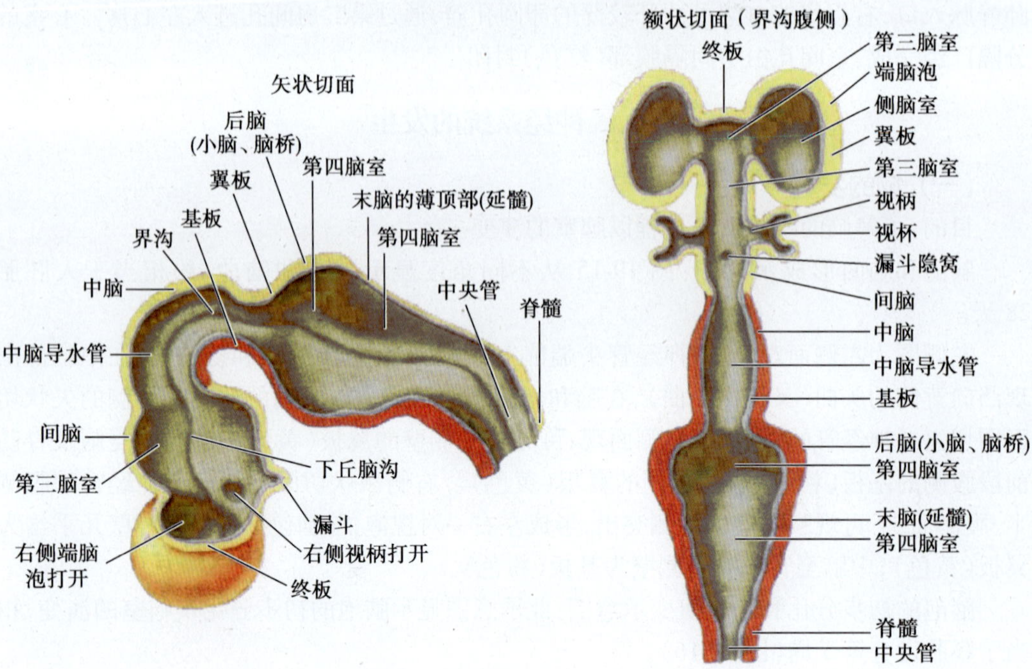

图 19-16 人胚第 5 周脑泡的初步分化和脑室演变示意图

面、腹侧面观。神经管的管腔演变为各部位的脑室：左右端脑泡中为侧脑室、间脑中为第三脑室、中脑泡腔形成中脑导水管、菱脑泡的腔演变为第四脑室，向后与脊髓中央管相通。

（二）脊髓的发生

目的：了解脊髓的发生过程及常见畸形。

脊髓发生示意图：图 19-17 显示脊髓的演变过程，为脊髓横断面。

神经管的管壁发育不均衡，上图可见背侧部增厚形成的翼板（蓝色）、腹侧部增厚形成的基板（红色），顶壁和底壁形成薄而窄的顶板和底板。脊髓外周为边缘层（浅色），神经管壁内层为室管膜层（绿色）。下图显示基板向腹侧突出形成前正中裂，翼板增大向内侧推移并在中线愈合，形成后正中沟，神经管腔演化为脊髓中央管，脊髓的外形演化为前后略扁的圆柱状。基板演化为脊髓灰质前角，其中的成神经细胞主要分化为躯体运动神经元，翼板演化为脊髓灰质后角，其中的成神经细胞分化为中间神经元，若干成神经细胞聚集于基板和翼板之间形成脊髓侧角。

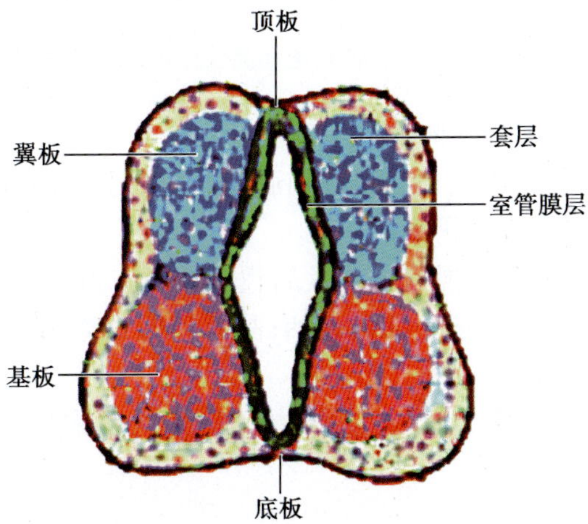

（1）

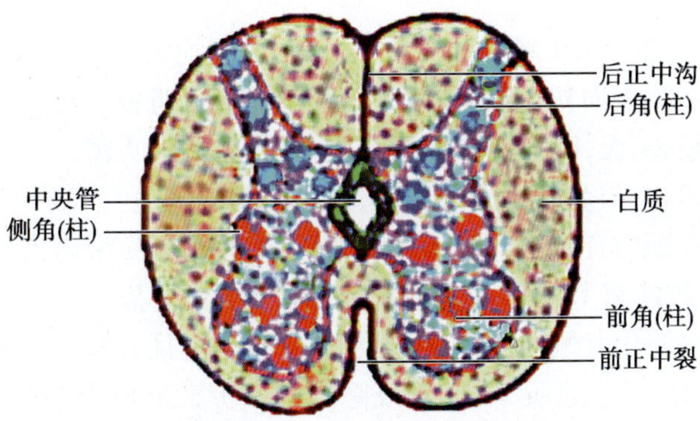

（2）

图 19-17　脊髓发生示意图

（1）示顶板和底板；（2）示中央管

九、眼与耳的发生

（一）眼的发生

目的：了解眼的发生。

视沟、视泡和晶状体板的发生示意图：图 19-18 展示视沟、视泡和晶状体板的发生，各示意图均为切去腹侧半、由腹侧面观察。

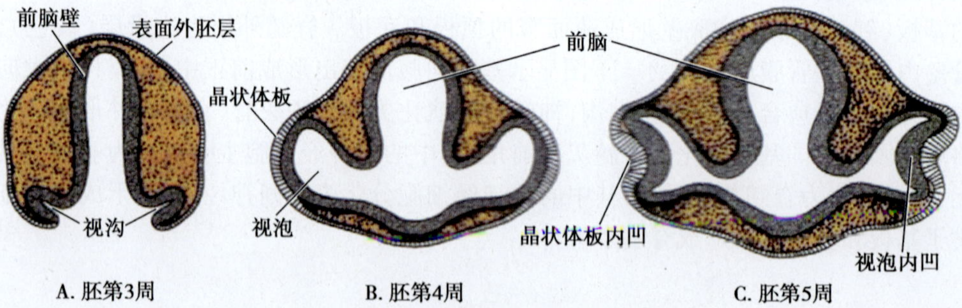

图 19-18 视沟、视泡和晶状体板发生示意图

人胚第 3 周，神经管前端两侧发生一对视沟。

人胚第 4 周，神经管前端已闭合形成前脑，左右视沟向外膨出形成一对视泡，与视泡相邻的表面外胚层增厚形成晶状体板。

人胚第 5 周图展示膨大的视泡远端及晶状体板正在内陷。进一步内陷，最终视泡演变为双层杯状结构视杯，其近端变细为视柄；晶状体凹最终与表面外胚层脱离形成晶状体泡。

眼的各部分就是由视杯、视柄、晶状体泡及其周围的间充质进一步分化发育形成的。

（二）耳的发生

目的：了解耳的发生。

耳的发生示意图：图 19-19 展示耳的发生过程，各图均为切去腹侧半、由腹侧面观察。

图 A 相当于人胚第 4 周初，菱脑表面外胚层增厚形成听板。

图 B 相当于人胚 24 天，听板向深部间充质内凹陷，形成听窝。

图 C 显示听窝闭合，与表面外胚层分离，形成囊状的听泡。

图 D 显示听泡逐渐向背腹方向延伸增大，第 1 咽囊远侧盲端膨大形成管鼓隐窝，近端变窄形成咽鼓管，管鼓隐窝上方的间充质形成 3 块听小骨原基。

图 E 显示听泡已演化背侧的前庭囊和腹侧的耳蜗囊，且背端内侧长出内淋巴管，3 块听小骨原基经软骨内成骨形成听小骨，管鼓隐窝末端扩大形成原始鼓室。第一鳃沟演变为外耳道外侧段，管道底部外胚层细胞增生形成上皮细胞索，称外耳道栓。

图 F 显示听泡演化为内耳膜迷路，并被套在骨迷路内，听小骨已入鼓室内，管鼓隐窝顶部内胚层、第 1 鳃沟底部的外胚层及两者之间的间充质形成鼓膜，外耳道栓退化吸收，形成外耳道内侧段。

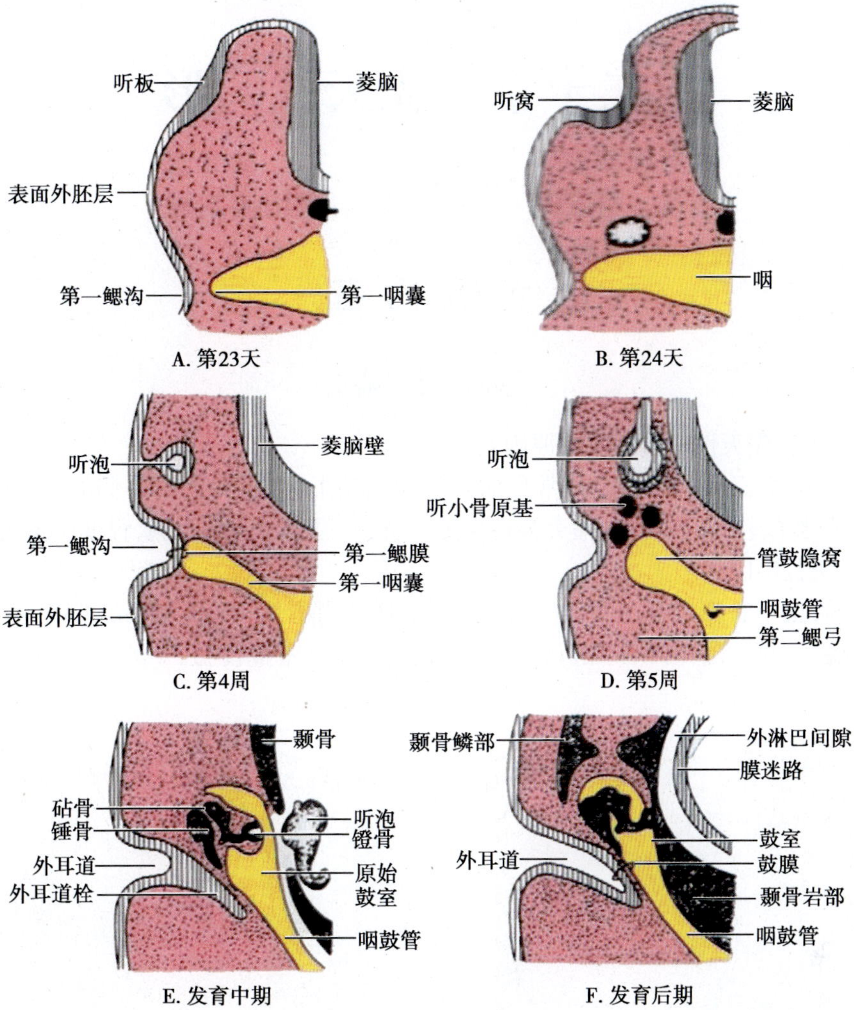

图 19-19　耳的发生示意图

（王春艳　于嵩　赵舒武）

第二十章　先天性畸形

示教内容

多种先天性畸形

目的：了解先天性畸形的发生原因及特征。

1. 唇裂合并腭裂　唇裂是最常见的一种颜面畸形，表现为人中外侧的垂直裂隙，多为单侧。腭裂以软腭、硬腭、牙槽突存在裂隙为特征，可为单侧或双侧，程度较重者常伴有同侧唇裂（图20-1）。

2. 脐膨出　脐膨出是由于腹壁发育不全，脐带周围肌肉、筋膜和皮肤缺损，腹膜及腹腔内容物一起膨出体外，膨出物表面有腹膜和羊膜完整覆盖，个别膨出物表面破裂（图20-2）。

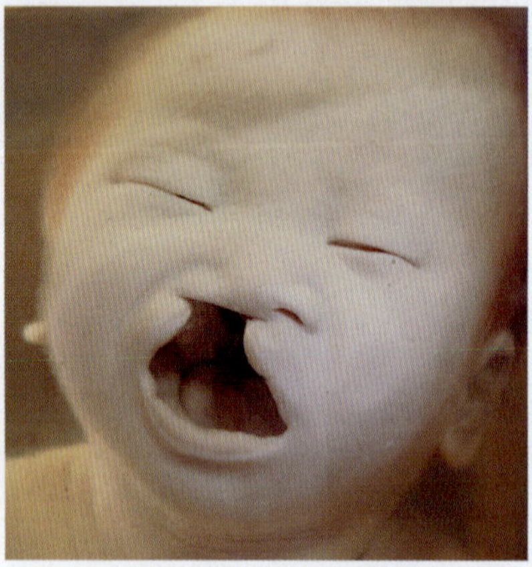

图20-1　唇裂合并腭裂

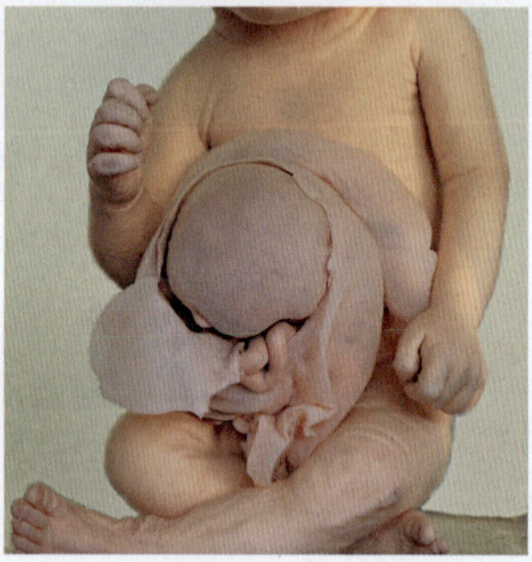

图20-2　脐膨出

3. 两性畸形合并肛门闭锁　两性畸形是由于多种原因（包括性染色体异常、性腺发育异常及内分泌紊乱）导致内外生殖器发育畸形。外生殖器发育不良，表现为有不同程度的异性化，不易确定性别（图20-3）。如男性阴囊发育不良似大阴唇，可合并隐睾。或女性阴蒂肥大似短小阴茎，阴唇肥大似分裂的阴囊。明确诊断需要详细查体并结合性染色体检查进行。

肛门闭锁是常见的消化道畸形（图20-3），多伴发泌尿生殖系统、低位脊柱等部位畸形。

4. 脊膜膨出　脊膜膨出是由于神经管的中段或尾端闭合发生障碍伴椎弓分裂所致。

主要特征是背侧的两椎弓未能融合在一起，脊膜（或有脊髓）通过未完全闭合的椎管膨出形成囊性肿物（图 20-4）。囊性肿物中如只有脊膜和脑脊液，称脊膜膨出；如果还有脊髓和神经根，则称脊膜脊髓膨出。严重者神经组织直接暴露于外，形成脊髓外翻。病变部位多见于下胸椎和腰、骶椎。

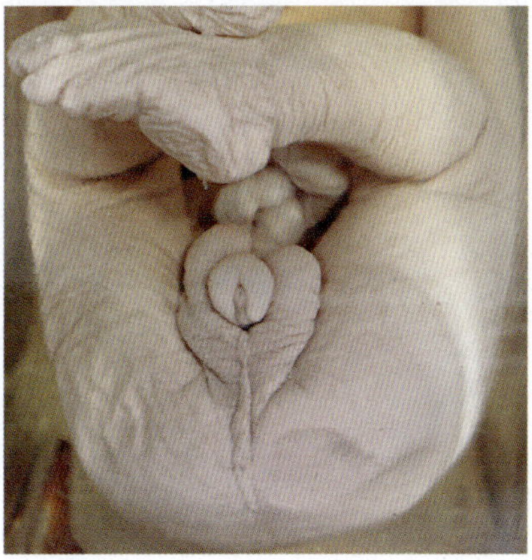

图 20-3　两性畸形合并肛门闭锁

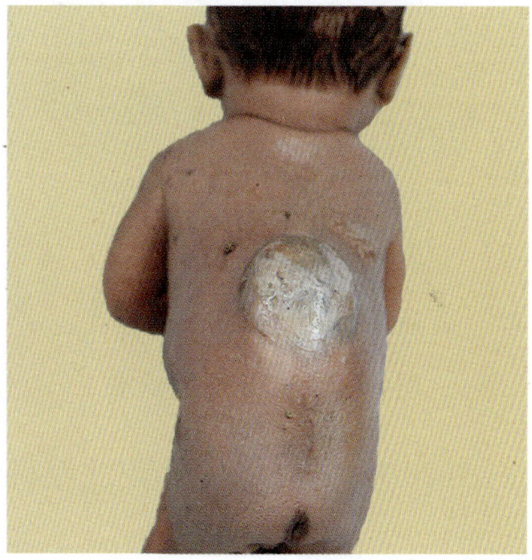

图 20-4　脊膜膨出

5. 无脑儿　无脑儿属于神经管畸形，是由于胚胎第 4 周时，前神经孔未正常闭合而引起。表现为脑组织很少（图 20-5），伴有颅骨缺失，多与脊柱裂并存（图 20-6）。

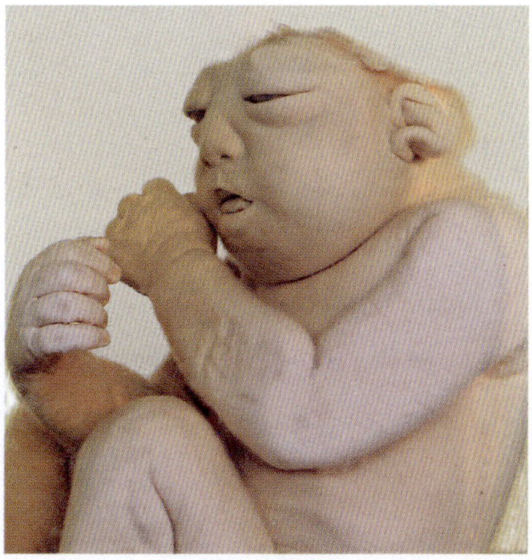

图 20-5　无脑儿

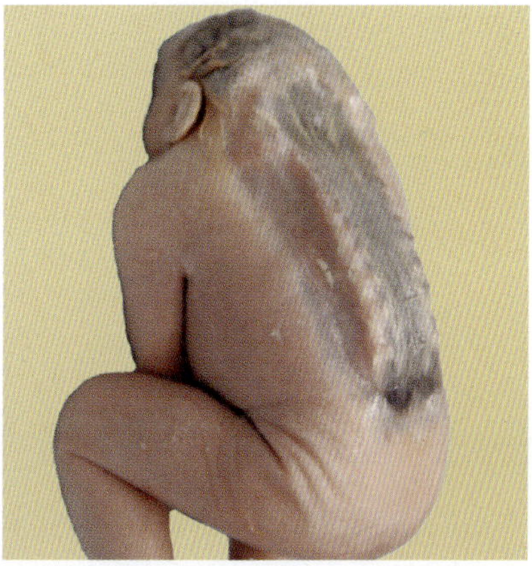

图 20-6　无脑儿合并脊柱裂

6. 先天性脑积水　先天性脑积水是由于脑脊液循环障碍所造成的脑室内压力增高，脑室扩大所致。表现为脑颅宽大，面颅相对小，两眼呈“落日征”（图 20-7）。

7. 连体畸形　连体畸形是由于单卵双胎分离不全所致，表现为两个胎儿的身体某一部分互相连接在一起的畸形。连接部位可在头部、胸部、腹部、臀部等，可为对称或不对称性，或为一个体发育不完整的寄生胎位于正常胎儿腹腔，或寄生在胸腔、颅腔、骶尾处（图 20-8）。

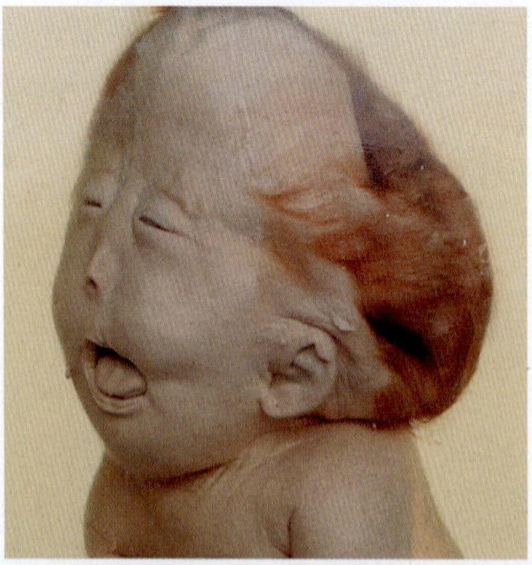

图 20-7 先天性脑积水

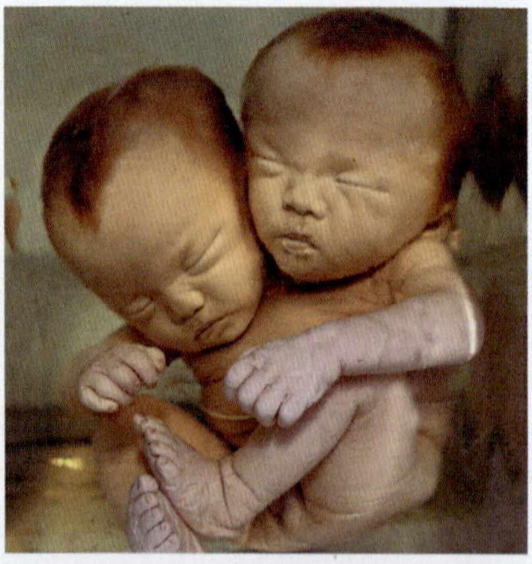

图 20-8 连体双胎

注：图 20-1、2、3、5、7、8 为河北医科大学组胚教研室提供标本。

（夏建春）